新版

MINDFULNESS

マインドフルネスの教科書

TEXTBOOK OF MINDFULNESS

精神科医・医学博士
藤井英雄
HIDEO FUJII

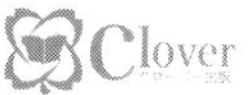

新版
マインドフルネスの教科書

この1冊ですべてがわかる!

新版によせて

私がこの本、「マインドフルネスの教科書」を執筆したのは２０１６年でしたので、その後7年がたっています。いろいろなことがあり、世界は全く異なる世界へと変貌を遂げました。

まず、疫病が流行りました。そして会いたい人に会えない悲しさを体験しました。行きたいところへ自由に行けない苦しみを味わいました。ともに集って喜びを分かち合えない寂しさを知りました。自分が感染する恐怖、そして大切な人にうつしてしまう心配に、身動きが取れなくなりました。

大国が勝手な論理で隣国へと攻め込み、領土を拡大するさまをみて怒りを覚えました。どんなに反対しても声が届かず、無力感に沈みました。それでも遠く地球の裏側のことかと高をくくっていたら、いつのまにか我が国の周りでも、きな臭い情勢が渦巻いています。いくつかの銀行が破綻し、リーマンショック級の危機がくるのではとささやく人もいます。

そんな不安と恐怖、怒りが増幅された世の中で、私たち一人ひとりができることは何でしょう。最も大切なことは、自分自身のメンタルを健康に保っておくことではないでしょうか。一人ひとりの心が平和を取り戻した時に、はじめて平和で幸せな社会が実現します。

そのためのスキル、ツールは今も昔もかわりません。いにしえの昔、仏陀の時代から連綿と受け継がれてきたマインドフルネスこそが「今、ここ」で必要なのです。

一人でも多くの方がこの本を通じてマインドフルネスを使い、ネガティブ思考を手放してネガティブ感情を癒してくだされば、著者としてこれ以上の喜びはありません。

2023年春、著者しるす

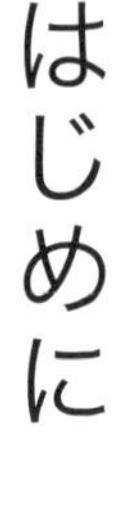

こんなことはありませんか？

『もうクヨクヨしない、ネガティブにかんがえるのはやめた！』

しかし、ふと気付いたらまたクヨクヨしていた！

こんなことはありませんか？

『怒りで人間関係をこわすのは終わりだ！』

しかし、ハッと我に返ったらまた怒鳴っていた！

それは**「マインドフルネス」の欠如**が原因です。

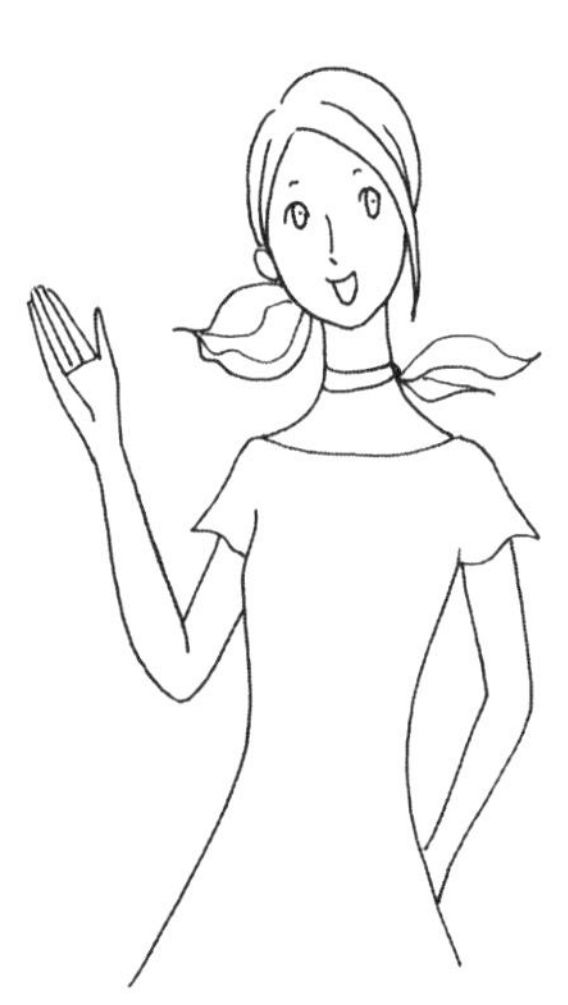

マインドフルネスが欠如しているため、繰り返しクヨクヨや怒りなどのネガティブ感情にとらわれてしまいます。そしてついにはネガティブ思考をしてしまう自分にいやけがさして自己嫌悪してしまうのです。

一方、マインドフルネスならこうなります。

『上から目線で言われてカチンと来た』

ハッと我に返りマインドフルになった。

怒りは立ち消えになった。

そういう人なのだろうとかんがえることができた。

その瞬間に怒りはおさまり冷静に対応できた。

『タッチの差で電車に乗り遅れてがっかりした』

ハッと我に返りマインドフルになった。

その瞬間に落胆の気持ちは去った。
一本乗り遅れても大したことはないと自然に思えた。
その先の予定を丁寧にかんがえることができた。

『友人からメールの返事が来ず、むなしさにとらわれていた』

ハッと我に返りマインドフルになった。
その瞬間にむなしさは手放された。
返事は相手次第なのだとかんがえている自分に気付いた。
今やるべきことに集中できた。

『指示を出してくれない上司にイライラ！』

ハッと我に返りマインドフルになった。
イライラは瞬時に消失した。
上司もたくさん仕事を抱えているから仕方ないなと思えた。
自分が今やるべき仕事は何かを冷静にかんがえることができた。

『事故で電車がとまり、遅刻してイライラ！』

ハッと我に返りマインドフルになった。

そのとたんにイライラは静まり、気持ちが落ち着いた。

これがマインドフルネスだと気付けたことをラッキーと思えた。

電車が運転再開されるまで落ち着いて本を読むことができた。

『仕事でミスをして叱られて自己嫌悪と恨みに襲われた』

ハッと我に返りマインドフルになった。

自己嫌悪も恨みも消え去った。

注意してくれた上司に感謝したい気持ちになった。

マインドフルネスとは何でしょう？

自分を客観視する技術、それがマインドフルネスです。

私たちは怒りや悲しみ、不安や恐怖などのネガティブ感情にとらわれてしまいます。**その瞬間に「自分がネガティブ思考やネガティブ感情にとらわれていること」に気付けば**、そのネガティブ思考やネガティブ感情、自分を取り巻く現実や自分自身を支配している潜在意識の偏った信念から一瞬だけ自由になれます。

それがマインドフルネスの瞬間です。

マインドフルネスの結果、「今、ここ」で必要のないネガティブ思考は手放され、ネガティブ感情は癒されます。そして「今、ここ」で必要なことに気付き、「今、ここ」で必要なことに集中することができるのです。さらに、潜在意識の奥に潜むネガティブな信念から解放されることもあります。

マインドフルネスは頑張ってポジティブにかんがえてみることではありません。マインドフルネスの結果、自然にポジティブにかんがえている自分に気付きます。マインドフルネスは頑張って前向きに行動することではありません。マインドフルネスの結果、「今、ここ」で必要なことに気付き、行動できます。

マインドフルネスの結果、「今、ここ」で必要のないネガティブ思考やネガティブ感情を手放すことができるのです。

今では心理療法や社員研修にも活用されているマインドフルネスですが、その起源はとても古く、お釈迦様の時代にさかのぼります。お釈迦様が悟りを開いたときの心の状態がマインドフルネスです。

マインドフルネスは仏教とともに広がりました。従来のマインドフルネスの練習方法は10日間の瞑想合宿や座禅道場でした。最近では心理療法として8週間のマインドフルネス認知療法のプログラムを治療として提供している病院も出てきました。またグーグルやインテル、P&Gなどの大企業の研修にも取り入れられています。

もしもあなたが10日間の合宿訓練に参加できるなら是非参加されてください。座禅道場や心理療法、企業研修をうける機会があるならそれもすばらしいことです。とても良い学びになるでしょう。

もしもそんな時間はないし、ハードルも高いならば、この本をお読みください。

自宅で、日常生活の中でマインドフルネス能力を高めるヒントを網羅しました。

ネガティブにかんがえてしまう人、怒りを手放すことができない人がマインドフルネスで笑顔を取りもどすためのヒントをかきました。

今回はマインドフルネスという言葉を初めて聞いたという人から、すでにマインドフルネスの練習を始めているという人の入門書・教科書というコンセプトでこの本をかきました。また、マインドフルネスをかなり実践している人に向けてもさらに上級者レベルの情報もちりばめています。新しい気付きが得られるでしょう。

※注記

1）この本では「見る」と「観る」を使い分けています。ただ単に物を（現実を）見ているだけなら「見る」です。そして、マインドフルな気付きをもって観ているときは「観る」と表記します。

2）マインドフルネスを名詞として、マインドフルを形容詞・副詞として使い分けます。

例 マインドフルネスの練習方法
　マインドフルに呼吸する

3）私は今までマインドフルネスでないものを、「うわのそらモード」と表記してきました。この本ではもっと一般的な用語としての「自動操縦モード」を使います。

第一部　マインドフルネスのしくみのすべて

マインドフルネスとは何か？

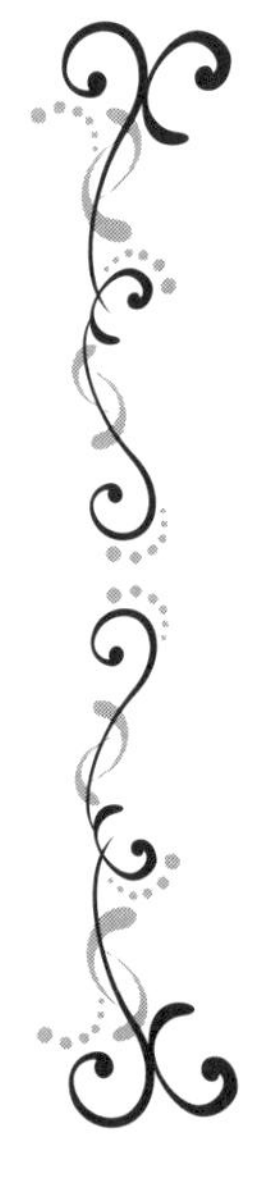

マインドフルネスとは気付き

私は長年マインドフルネスに取り組み、たくさんの方を指導してきました。その私がいちばんむずかしいと感じていること、それはマインドフルネスが何かを知らない人に、マインドフルネスとは何かを説明することです。

2013年に発足した日本マインドフルネス学会ではマインドフルネスをこのように定義しています。

〝今、この瞬間の体験に意図的に意識を向け、評価をせずに、とらわれのない状態で、ただ観ること〟と定義する。

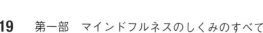

なお、〝観る〟は、見る、聞く、嗅ぐ、味わう、触れる、さらにそれらによって生じる心の働きをも観る、という意味である。(http://mindfulness.jp.net より引用)

次に私が運営している「心のトリセツ研究所」が昔から使っているマインドフルネスの定義を紹介します。

「今、ここの現実にリアルタイムかつ客観的に気付いていること」

もしくは、

「あるがままの現実をあるがままに感じること」

学会の定義も心のトリセツ研究所の定義もマインドフルネスの本質をとらえています。

マインドフルネスを知っている人ならなるほどと思われるでしょう。ただ、マインドフルネスを知らない人が見ればはたして理解できるか疑問です。そこで、もっとかみ砕いてわかりやすくマインドフルネスを説明するとこうなります。

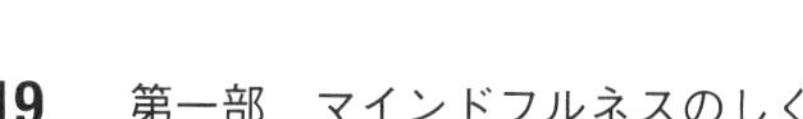

「今、ここで何をして何を感じているのか気付いていること」

ますますわかりにくくなりましたか？

たとえば、みなさんは今、この本を読んでいることでしょう。だとしたらこの場合は、**自分が今この本を読んでいると気付いていることがマインドフルネス**です。

気付いているなんて当たり前だと思いますか？

おそらく、この本の内容を理解しようと集中するあまり、本を読んでいる自分に気付くことはなかったのではないでしょうか？　だとしたらここからは自分がここで（部屋ですか？　電車の中ですか？　それとも……）この本を読んでいるという気付きを保ったままで読みつづけてください。それがマインドフルネスです。

もっとわかりやすい例です。

たとえば手に汗を握るような映画を見ているときを想像してみてください。スクリーンや画面で演じられているドラマに熱中するあまり、ドラマと一体になっていて我をわすれているのではありませんか？

主人公がピンチに陥れば感情移入して一緒になってドキドキし、ひどい目にあっていれば憤慨し、主人公が失恋すれば悲しくなって涙し、そして映画が終わりエンドロールが始まってから「そうだった。映画を見ていたんだ」と改めて気付いたりしていませんか？

だとしたら、「映画を見ていたんだ」と気付く直前まで、あなたは映画を見ていた自分にリアルタイムかつ客観的には気付いていなかったのです。そしてマインドフルネスとは「映画を見ていたのだ」と気付いた瞬間です。

ところで、あなたはまだこの本を読んでいる自分に気付きつづけることができていましたか？　できていたとしたらあなたのマインドフルネス能力はかなり高いと言えます。もしも気付きが失われていて、「そうだった！　気付きつづけるのだった」と悔しい思いをしたならば？

安心してください。それが普通なのです。**私たちは「今、ここ」の現実にリアルタイムかつ客観的に気付きつづけることはできないのです。**気付きはすぐに失われてしまいます。だからマインドフルネスの練習が必要なのです。

気付きつづけることができた人も、気付きを失ってしまった人もこう呟いてみてください。

「私は今、この本を読んでいる」

言葉にすることで気付きを強めることができます。今度はもう少しながくマインドフルネスを継続することができるでしょう。

さて、さきほどの映画の話のつづきです。

感動的な映画が終わった瞬間、自分の頬を流れている涙に気付き、赤面し「このまま外に出たら恥ずかしいぞ」とかんがえていたとしたら？　恥ずかしいとかんがえ、赤面するほどあせっている自分に気付いていればマインドフルネスということになります。しかしそれもすごくむずかしいことでしょう。

感情的になっているときに自分が何をかんがえ、何を感じているかに気付いていることはとてもむずかしいことだからです。自分の思考や感情という現実に気付かないなんて信じられませんか？　それではこんな例をかんがえてみましょう。

小さな二人の子供を育てている花子さんは最近疲れ気味です。特に全然言うことを聞かずに騒ぐ次男には困っていて、つい大声を出したり、ときには叩いたりしてしまいます。そんな日は夜になり子供のかわいい寝顔を見ては自己嫌悪に陥ります。そして「もう二度と感情的になって子供を叩かないぞ」と決意します。

ところが、翌日になってまた子供がわがままを言いだすとカッとなってつい叩いてしまいます。そして叩いたあとでハッと我に返り「しまった！　また叩いてしまった」と後悔するのです。

ハッと我に返ったということは？

ハッと我に返る直前までは自分が怒りにとらわれていたことに気付いていなかったということになります。すなわち、マインドフルではなかったのです。**ハッと我に返った瞬間、すなわちマインドフルネスが起動した瞬間に怒りは立ち消えになります。**怒りから一歩引いて、怒っている自分を冷静な立場からマインドフルに観ることができるからです。

しかしせっかく始まったマインドフルネスはすぐに失われます。だから今度は自己嫌悪という別のネガティブ感情にとらわれ、苦しむことになります。自己嫌悪にとらわれているとき、リアルタイムの感情はすでに怒りではなく、自己嫌悪に変わっています。ここで「自分は今、自己嫌悪している」と気付ければマインドフルネスです。一歩引いた視点から客観的に自分と自分の感情を観ることができれば、いずれその自己嫌悪も立ち消えになります。

この例で言えば**マインドフルネスはネガティブ思考を客観視して距離をとる技術です。あらゆるネガティブ思考とネガティブ感情はマインドフルネスの光のも**

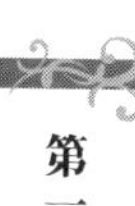

と、その支配力を失って立ち消えになるでしょう。

そんなすばらしいマインドフルネス、習得したいと思いませんか?

ところで、あなたは今、この本を読んでいることに気付いていましたか? もしもあなたがこの本を読んでいるという気付きを失っていたとしたら、あなたはマインドフルネスではなく、マインドレスネスだったのです。

マインド(フル)ネスとマインド(レス)ネス! 紛らわしいですね。

マインドレスネス=自動操縦モード

この本を読んでいるという気付きがあるときはマインドフルネスです。

そして本に熱中していて、本を読んでいるという気付きを失っていたり、逆に興味を失って退屈し、心が「今、ここ」を離れて浮遊して別のことをかんがえたりぼんやりしているときをマインドレスネスと言います。

マインドフルネス（mindfulness）
マインドレスネス（mindlessness）

紛らわしいので私は昔から「マインドレスネス」を「うわのそらモード」と言い換えていました。ところが、集中しているのに「うわのそらモード」ということがあるため読者の混乱を招きました。読書や映画に集中しているが、自分が読書していること、映画を見ていることへの気付きがないという状態ですね。

そこで、この本では一般に使われている**「自動操縦モード」**という言葉を使います。自動操縦モードのときは気付きがありません。自分が何をして何をかんがえ、何を感じているか気付いていていません。

その結果、心は外界の刺激に反応的になります。あたかも自動操縦のロボットのように、主体性を失って操られてしまいます。この場合は、本や映画の内容に巻き込まれて一喜一憂するということです。本や映画なら問題ありません。むしろ、本や映画に熱中し、一喜一憂すること自体が目的で、読書をし映画を見るのですから。

しかし、これが日常生活の中でのことならどうでしょう？　だれかに言われた一言に傷つき、不安になり、腹が立ち、そしてそのネガティブな感情に支配されてしまうならば大問題です。刺激に反応して発生するネガティブな自動的な思考は「**自動思考**」と呼ばれています。白動操縦モードで主体性を失った反応的な生き方では、ネガティブな自動思考に支配されてしまいます。

そこでマインドフルネスです。

マインドフルに主体的に生きるのが幸せのコツだと言えます。

マインドフルネスの起源

むかしむかしのお話です。

王の子として生まれたシッダルタは物質的な面から言えば何一つ不自由のない生活を送っていました。山海の珍味も絶世の美女も望むものはすべて与えられます。労働の苦労もありませんでした。

ところが彼には悩みがありました。

「いつかは自分も老いるのだろう。病気になり、そして死んでしまう。自分の愛する人もいつかは死ぬだろう。愛する人たちとも別れなくてはならない。それは逃れることはできない運命なのか？」

彼の巨大な権力もありあまるほどの財宝も、その不安を打ち消すことはできませんでした。不老不死の薬も万病に効く薬も存在しなかったのです。豪華な宴会を開き、一時の快楽に身をゆだねてその不安を打ち消そうとしても無駄でした。不安な気持ちに直面することを避けて、見て見ぬふりをしているうちに、視野の外、潜在意識の奥底では不安がむしろ大きくなるばかりでした。

いっとき、不安をわすれて楽しんでも、ふと我に返るとまたクヨクヨと悩んでいる自分に気付くのです。

「このやり方ではダメだ。私の不安を消し去ることはできない。どうすれば幸せになれるのだろうか？」

シッダルタはさらにかんがえました。

「そうだ！　快楽が苦痛を消すことができないなら、すべての苦痛に耐えられるようになればよい」

そこで彼は戦略を変えました。家を出て苦行を積むことにしたのです。滝にうたれ、木にうたれ、石にうたれ、身体を苦痛にさらし、ときには、食べることをやめました。その苦痛に耐えることで心と身体を鍛えぬいたのです。あらゆる不安を打ち消すために。やがて彼はかなりの身体的な苦痛に耐えられるようになりました。

しかしシッダルタの心は晴れませんでした。身体的な苦痛を我慢し、心の不安にふたをして抑圧するだけだったのです。いっときその不安をわすれることができても、ハッと我に返ってみると、また死ぬこと、病気になることを心配している自分に気付きます。

「このやり方もダメだ。不安や苦痛に耐えられるようにはなった。しかし私は幸せを感じることができない。どうすれば私は幸せになれるのだろうか？」

そこでシッダルタはひらめきました。

「そもそも、**私が握りしめているこの不安や苦痛はいったいどこから来るのだろう？** そうだ、それを明らかにしよう」

そこで再び戦略を変えました。

自分の心の中を見つめたのです。彼は目をつぶり、外界の刺激を遮断して自分の心の動きを観察しました。思考と感情を観察することで、苦しみの原因をさぐろうとしたのです。最初は何の思考も感情もおこりませんでした。観察して心の中を観ようとすれば、そのはからいが邪魔になって、そのほかの思考が出なかったのです。

やがて、集中がとぎれると思考がうまれました！

「こんなことをしていったい何になるのか？　すべては無駄なことではないのか？」という思考がうまれました。とたんに心は千々に乱れ、あせりの感情がうまれました。「そもそも不安や苦痛を消し去るなんて無理なんじゃないか」と疑う気持ちが出てきました。「快楽に溺れることも、苦痛で心身を鍛えることも不安を消すことはできなかったじゃないか！　これしかないんだ」と自分をはげましたりもしました。「やっぱり苦行にもどろうか？　いっそ酒池肉林の宴会ですべてをわすれようか」と迷いが出て苦しみました。

シッダルタは「ハッ！」と我に返ります。

「思考を観察するつもりで、思考に巻き込まれていた。思考と一体になっていた。思考から距離を置かなければ思考を観察することができない」。シッダルタは自分の思考から距離をとりました。そして思考を客観視しました。

「こんなことをしていったい何になるのか?」とかんがえている自分に気付きました。

「すべては無駄なことではないのか?」と迷っている自分を客観視しました。

思考は発生し、やがて消えていきました。するとあせりや不安などの感情も消えていきました。あとには静寂な世界が残るばかりです。

「苦しみは実在しない。苦しみは自分の思考が創りだしているのだ!」

シッダルタは悟り、微笑み、そしてブッダになりました。

悟りを開いたブッダは後進の育成に情熱を傾けます。あるときは言葉で。

「舎利子(しゃりし)よ。この世の中にあると思っている苦痛! それは実在しない。すべては自分の心の中で創り上げた幻想なのだよ。それを深く理解することですべての苦痛から解放されるだろう」と。(般若心経より)

また、あるときは言葉によらず、メタファーによって。

あるとき、ブッダは華を一本、手にとってひねり、そのまま黙ってしまいます。ブッダの意図をはかりかね、弟子たちの心には迷いの気持ちが生まれました。あせりの気持ちが生じました。迦葉（かしょう）も最初、迷い、そしてあせったことでしょう。

しかし、その迷いやあせりの気持ちを客観視し、手放すことができたのです。そして、迦葉の頬にも笑みがもどってきました。

迷いやあせりを客観視して手放し、平常心を取りもどし、微笑むことができた迦葉を見て、ブッダはわが意を得たりと華を彼に託したそうです。（拈華微笑（ねんげみしょう））

その後、ブッダの手法は禅となり、中国を介して日本にも伝わりました。東南アジアにはヴィパッサナー瞑想として伝えられました。20世紀になり、ニューエイジムーブメントにわくアメリカに瞑想が伝えられ、マインドフルネス瞑想として広がりました。やがてマインドフルネス瞑想のすばらしい効果をみた欧米の人々は、心の病気の治療に使う心理療法に組み入れました。それがマインドフルネス認知療法

舎利子（しゃりし）、迦葉（かしょう）……釈迦十大弟子、舎利子は智慧第一、迦葉は清貧の修行に没頭した。

です。

認知療法がうつの再発を防止することができるのはマインドフルネスが関連しているという説もあります。どういうことでしょう？

認知とは思考のことです。思考が感情を創る原因であるとかんがえます。つまり、ネガティブ思考をするからネガティブな感情が発生するとかんがえるわけです。危険を避ける場合など、ネガティブ思考が必要なときもあります。しかし、行き過ぎたネガティブ思考や必要のないときにもクヨクヨしてしまう癖があれば、うつや不安などに悩むことになります。切り立った断崖に立つときに、落ちるのではないかとかんがえて不安と恐怖を感じるのは大切なことですが、安全な手すりがあるのに近づけないなら問題です。

認知療法とは認知のゆがみ（行き過ぎたネガティブ思考）を変えることでうつや不安を改善する心理療法です。

たとえば、『自分はいつも嫌われてしまう』というゆがんだかんがえ方をする人に、いつも嫌われているわけではないことに気付いてもらうことで気分を改善します。すると、次に何かストレスに感じることがあって「また嫌われた！　私はいつも嫌われるんだ！」とかんがえ、落ち込みそうになったときに、「いや、いつも嫌われているわけではない。今回も思い過ごしかもしれない」と一歩引いて冷静にかんがえることができるようになります。

だから認知療法にはうつや不安の再発予防効果があるのです。

ところで一歩引いた視点から冷静にかんがえるためにはマインドフルネスが必要です。ネガティブ思考に引き込まれそうになったときに、マインドフルになり、ポジティブにかんがえるきっかけになるというわけです。つまり認知療法がうつや不安の予防効果があるのはクライアントをマインドフルネスに導くからなのです。

こんなにすばらしいマインドフルネスはその後、グーグルやインテル、P&Gなどのアメリカの大企業にも注目されていきます。そして今ではそれらの大企業が企業研修にマインドフルネスを取り入れ、効果を上げています。この間、マインドフルネス瞑想のメンタルヘルスへの効果について多くのエビデンスが蓄積され、また多くの脳科学的な知見が積み重ねられてきました。アメリカで流行ったものは、やがて日本に来ます。そしてマインドフルネスも輸入されました。いや、もともとは禅という形で日本にも存在していたわけで、日本のほうが歴史は古いのですから逆輸入と言っても良いでしょう。

マインドフルネスは日本でも徐々に知名度を上げてきています。

２０１３年には日本マインドフルネス学会が設立され、翌２０１４年には第１回のマインドフルネス学会が東京で開催されました。最近ではテレビや新聞、雑誌でもマインドフルネスが特集されることも多くなりました。座禅、瞑想、心理療法と聞いて敷居が高いと感じられた方もいるでしょう。私は自宅で手軽に、日常生活の中でマインドフルネスを強める方法を日夜研究しています。

ブッダが迦葉に差し出したその華は、今、みなさんの目の前に差し出され、ひねられています。この本を通じてその華をうけ取ってください。

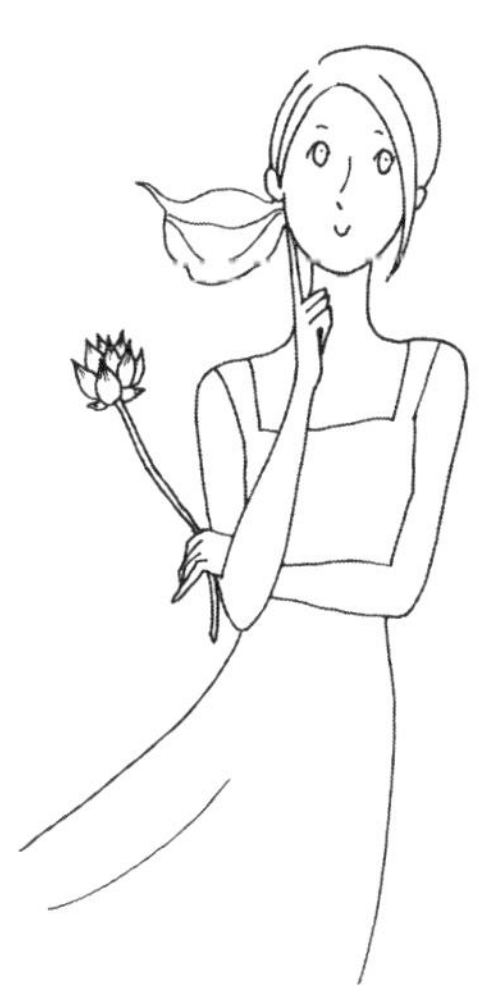

マインドフルネスの効用

マインドフルネスはポジティブ思考か?

「マインドフルネスとはポジティブ思考ですか?」たびたびいただく質問です。結論から言えば、マインドフルネスはポジティブ思考ではありません。しかし、つらいとき、悲しいときにポジティブにかんがえてみようとするなら、マインドフルネスはとても役に立つでしょう。

マインドフルネスとは「今、ここ」の現実にリアルタイムかつ客観的に気付いていることでした。つらいこと、悲しいことがあってネガティブ思考をしてしまったとしたら? そのときのあるがままの現実とは「つらいことがあってネガティブにかんがえてしまった」ということです。そしてマインドフルネスとは「自分がネガティブにかんがえてしまっていると気付いている」ことです。

それがいったい何の役に立つというのでしょうか？

具体的なケースでかんがえてみましょう。B子さんは25歳のOLです。

今日は彼氏とデートの予定です。ところが時間になっても待ち合わせの場所に彼氏は現れません。メールを送っても返信が来ません。この場合のあるがままの現実は「メールの返信が来ていない」ということです。メールの返信が来ていないという現実をマインドフルに冷静にうけ止めることができれば問題はないのです。しかしそれはなかなかむずかしいことです。

普段からネガティブにかんがえがちのB子さん。「きっと嫌われちゃったんだ」とかんがえて落ち込んでしまいました。もしも、B子さんが怒りっぽい人だったり、イライラしているときなら、「メールにはすぐに返事をすべきである。しかも私のメールを無視するとは失礼な奴！」とかんがえて怒りを感じるかもしれません。

思考の結果で感情は決まります。

嫌われたとかんがえ→落ち込む
失礼な奴だとかんがえ→怒る

だからポジティブにかんがえることができれば落ち込んだり怒ったりせずに済むでしょう。

たとえば、B子さんも「きっと返事もできないくらい忙しいのよ」とかんがえれば気分も幾分改善するでしょう。これがいわゆるポジティブ思考です。

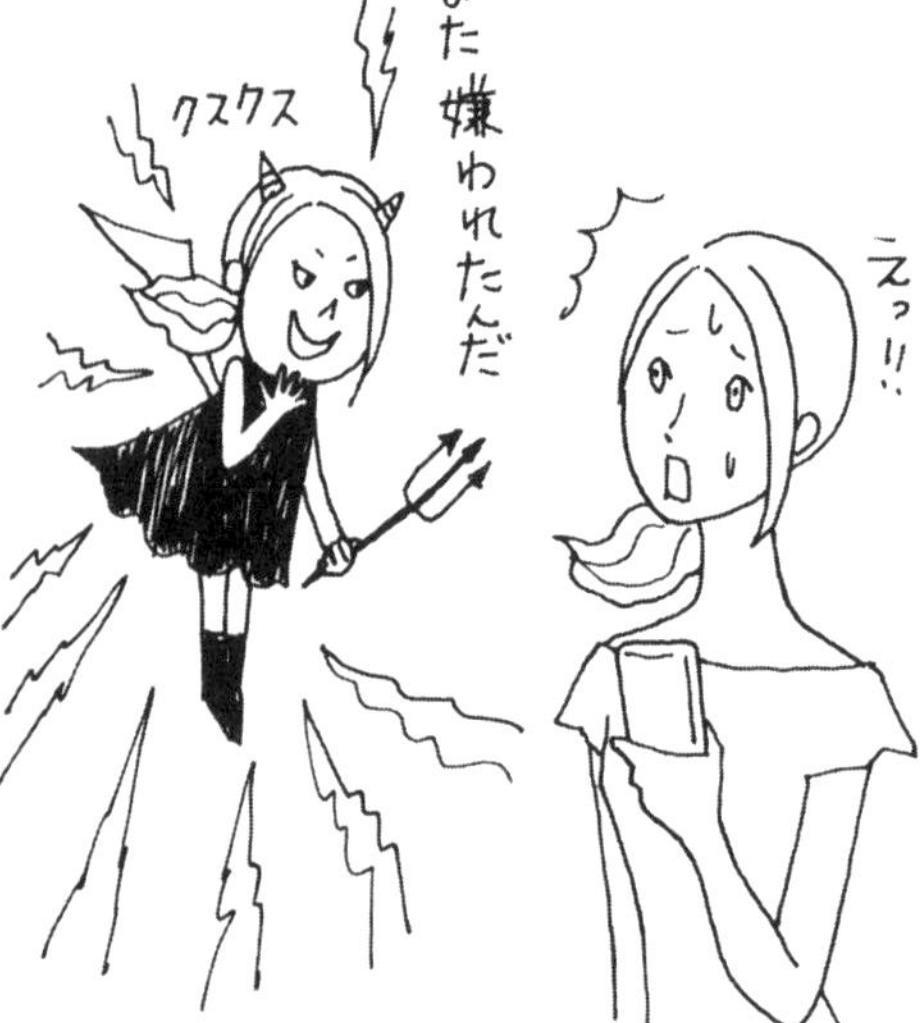

さて、マインドフルネスとはネガティブ思考にとらわれていることでもなければ、頑張ってポジティブにかんがえてみることでもありません。自分がネガティブ思考していること、自分がポジティブ思考していることに気付いていること、それがマインドフルネスです。

それはあたかもテレビドラマを見ているかのように一歩引いた視点から、自分と自分を取り巻く現実を客観的に、冷静に観ることです。

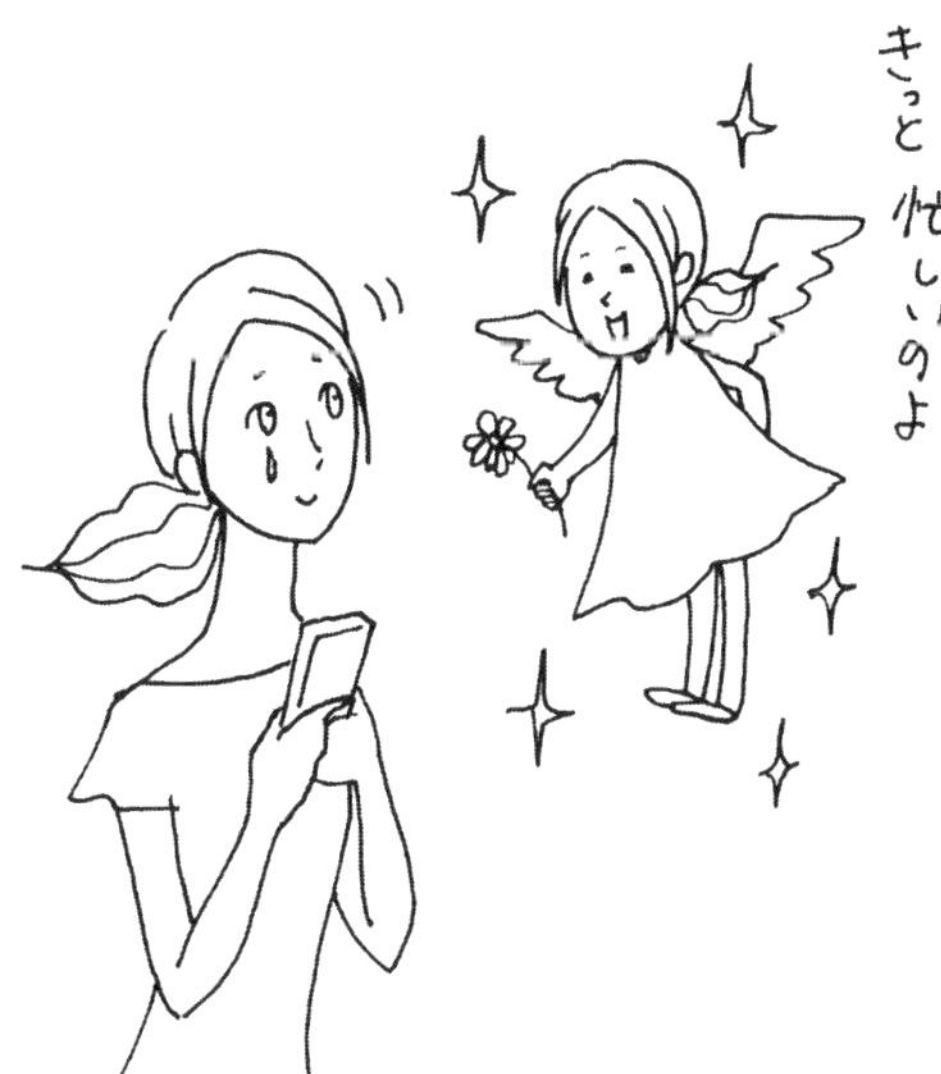

このとき、今まで自分を支配していた「嫌われたに違いない」というネガティブ思考から距離を置いて冷静になっています。その結果、今までとらわれていたネガ

ティブ思考を手放して平常心を取りもどすことができます。その結果ポジティブにかんがえてみようと思うならば、そのチャンスも得られるのです。

しかし、マインドフルにネガティブ思考を手放したあとは、頑張ってポジティブ思考する必要さえないとも言えます。なぜならネガティブ感情はすでに癒され、自然にポジティブにかんがえているからです。「嫌われたと思い込んでいたけど、もしかしたら違うかもしれない」とかんがえることができるでしょう。

しかもそれは自動操縦モードで無理やりに自分にそう思い込ませるいわゆるポジティブ思考ではありません。マインドフルネスの結果、ネガティブ思考は消え去

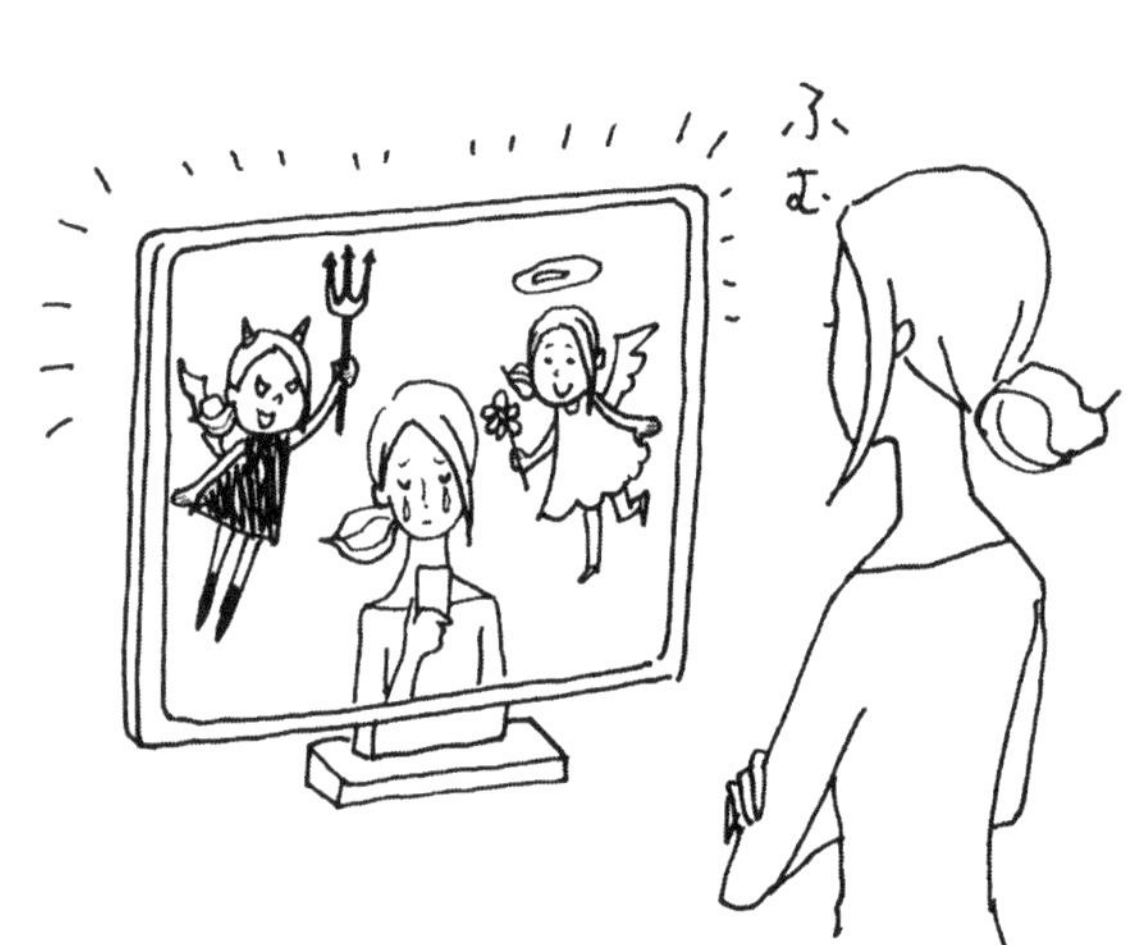

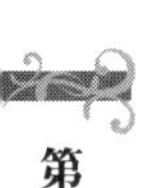

り、ごく自然にポジティブにかんがえている自分を発見するでしょう。

もう一度繰り返します。

ポジティブ思考自体はマインドフルネスではありませんし、マインドフルネスはポジティブにかんがえてみることではありません。

マインドフルネスとは自分がネガティブ思考していることを客観視して気付いていることです。その結果、ネガティブ思考によってうまれたネガティブ感情は癒され、思考はポジティブに導かれているのです。

怒りを手放すテクニックはいろいろ知られています。

深呼吸する　3つ数える
素数を順に数える
その場をとりあえず離れる

ボールペンを分解する
ポジティブな側面を探してみる……

しかし、怒りにとらわれ、烈火のごとくに怒っている真っ最中には、それらのテクニックを思い出すことさえできません。なぜなら、そこにはマインドフルな気付きがないからです。

これらのテクニックを使えるのはマインドフルだからです。自分が怒っていることにマインドフルに気付いた人だけが、怒りを手放すテクニックを思い出せるのです。

ところが実際はマインドフルとなった瞬間に怒りは立ち消えになります。怒り心頭に達し、烈火のごとくに怒っているとき、ハッと我に返り、その怒りが水をかけたように消え去ったという体験をあなたもきっとしたことがあるでしょう。

「今、ここ」にもどることの効用

ここで心の役割についてかんがえてみます。
だれしも何か失敗をして「しまった！」と思ったり、また叱られたりしたことがあるでしょう。そんなときはもう失敗したくないと思うはずです。そこで過去の失敗を思い出して、失敗の原因を検討します。

失敗の原因が環境や他人にあるならば、環境にはたらきかけたり他人に交渉したりして改善し、次の機会には失敗しないようにするでしょう。もしも失敗の原因が自分の実力不足であれば自分の能力を高めるのが有効です。過去に学び、将来おとずれる再チャレンジの機会に備えるのです。

心の役割＝より良い人生の実現

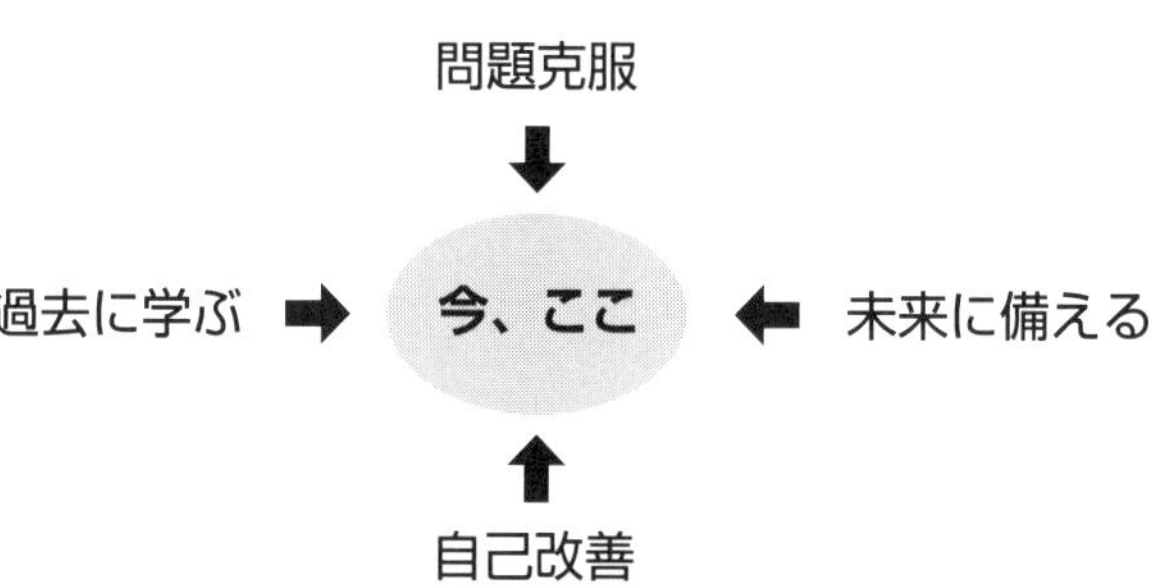

このようにしてより良い人生を実現するのが心の役割だとも言えます。それは私たちの心が**「今、ここ」にあるマインドフルネスだからこそ可能なこと**なのです。

私たちの心が「今、ここ」を離れたらどうなるでしょう? つまり**「自動操縦モード」**だとしたらどうなってしまうのかをかんがえてみます。

過去の失敗を思い出してはクヨクヨします。
他人や環境への不満や愚痴に終始します。
自己嫌悪に沈みます。
その結果、未来が不安になります。

自動操縦モードでネガティブ思考にとらわれているときに「もっとポジティブにかんがえて

心が「今、ここ」を離れると…

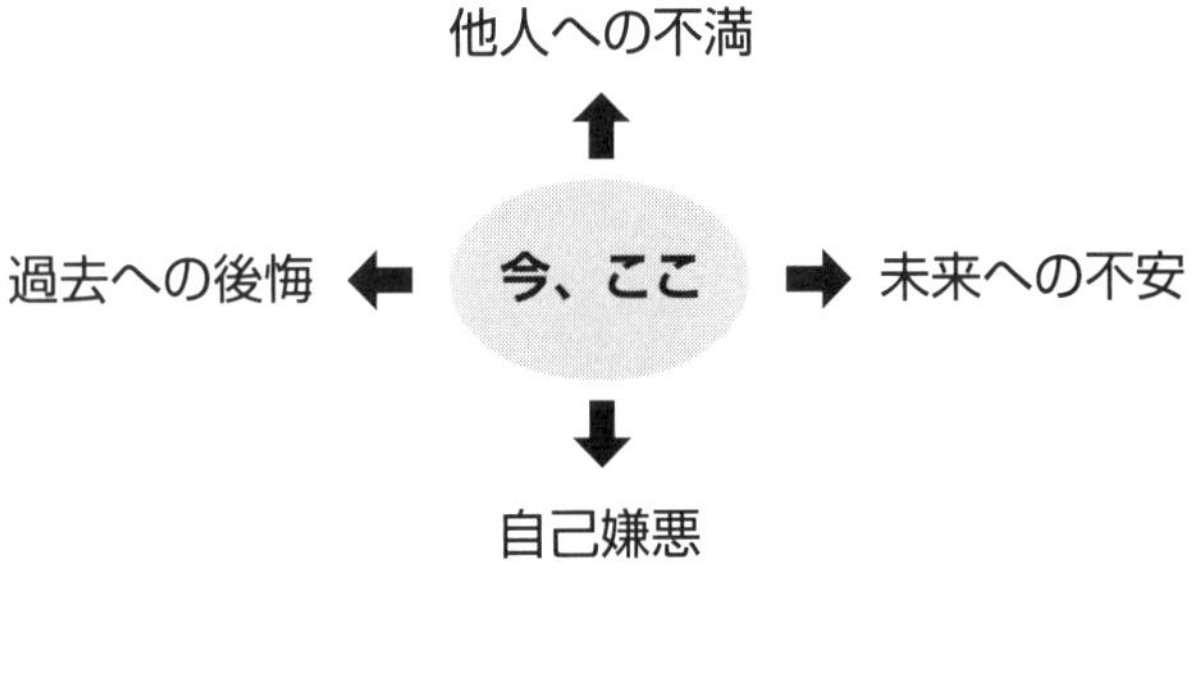

他人への不満
↑
過去への後悔 ← **今、ここ** → 未来への不安
↓
自己嫌悪

みたら？」とアドバイスされても素直になれません。「そんなの無理！」、「どうせ私なんか」とさらに落ち込むばかりです。

ではどうしたら良いでしょう？

そう、マインドフルネスです。まずはマインドフルネスで「今、ここ」にもどり、ネガティブ思考を手放します。ほっと一息つきます。ポジティブにかんがえることができるのはそのあとです。

マインドフルネスの欠点とその欠点を克服するエクササイズ

こんなにすばらしいマインドフルネスですが、欠点が二つあります。それはいざというとき、すなわちネガティブ思考にとらわれているときに**自分の意志でマインドフルになれないこと**です。そしてせっかく**マインドフルになっても長つづきしないこと**です。それぞれの欠点を克服するためのエクササイズがあります。

A：自分の意志でマインドフルになれない

ふと気付くと、またクヨクヨしていた！
怒っている最中にハッと我に返った！

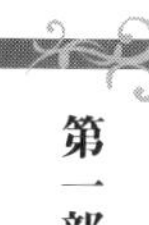

それがマインドフルネスの瞬間です。

ふと気付いたなら、ハッと我に返ったのなら、その直前まではマインドフルネスではなく、自動操縦モードだったのですね。マインドフルネスになった瞬間にクヨクヨや怒りのネガティブパワーは半減します。一歩引いた視点から冷静に客観視できるからです。

では、クヨクヨしていたら、怒り心頭に達していたらさっさとマインドフルになれば良いじゃないかと思いますが、そんなことはできません。意図的にふと我に返ったり、意志の力でハッと気付いたりはできないのです。「ふと我に返る」、「ハッと気付く」というのは偶然のチャンスなのです。

特に怒りや悲しみ、恐れなどのネガティブ感情にとらわれているときにはマインドフルになることはむずかしいのです。だから、普段、ゆとりがあるときに瞑想などのエクササイズを通して意図的にマインドフルになることを勧めています。それを**A：意図的にマインドフルになる方法**と呼んでいます。

B：長つづきしない（3秒）

幸運にもネガティブ思考の最中にマインドフルになったとします。

たとえばクヨクヨしている最中にマインドフルになった。そこでクヨクヨは半減します。しかし、それで問題は解決かといえばそうではありません。

マインドフルネスは瞬間的に現れ、そしてすぐに消えていきます。再び自動操縦モードにもどっていくのです。ながくもっても3秒程度でしょう。怒り心頭に達し、怒鳴りつけている最中に「ハッ！」と我に返ります。すると怒りは

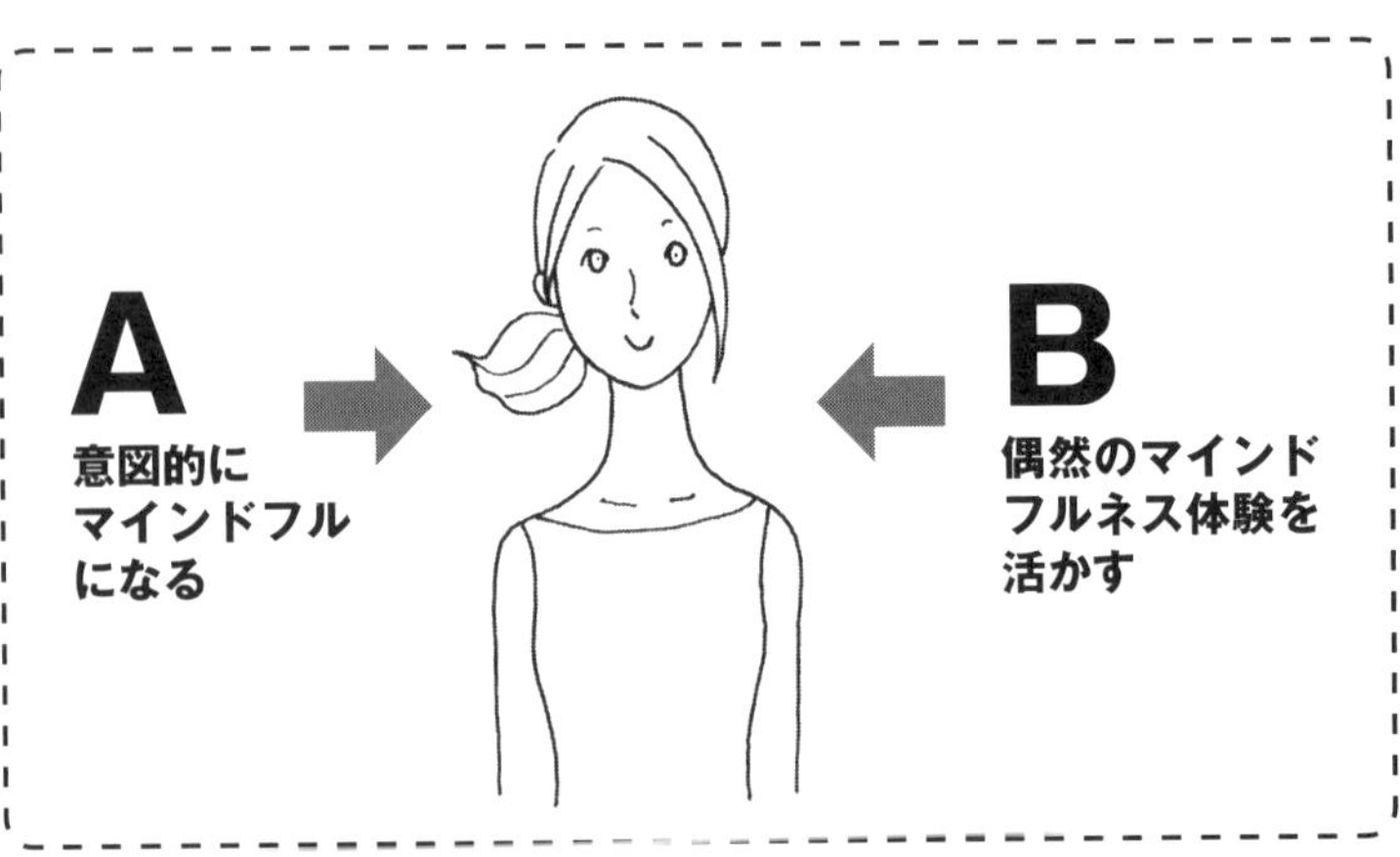

水をかけたようにおさまります。
しかし「ああ、また怒りをぶつけてしまった」とクヨクヨして別のネガティブ思考に入ったり、「こんなに俺を怒らせてホントにお前は！」とまた怒りにもどったりもします。せっかくマインドフルになったのなら、そのマインドフルネスをできるだけ長つづきさせたいと思いませんか？

そのためのエクササイズが**B：偶然のマインドフルネス体験を活かす方法**です。
これらは、ハッと我に返った瞬間の気付き、すなわちマインドフルネス体験を強化する方法です。次の章でAB2種類のエクササイズを解説します。

マインドフルネスの鍛え方

マインドフルネスは鍛えられるのか?

ここまで、マインドフルネスについて解説してきました。

ブッダが悟りを開いたときの心の状態がマインドフルネスでした。そして彼は四苦八苦に苦しむ人々を救う手段としてマインドフルネスを伝えていこうとされました。つまり、マインドフルネスを使えばネガティブ思考を手放し、ネガティブ感情を癒すことができるからです。

ここまで読んでいただいたあなたは、きっとこう言いたくなってますね!

「マインドフルネスがすばらしいことはわかった! はやくマインドフルネスを

鍛える方法を教えてくれ！」

マインドフルネスの能力は強化できるのか？　そして強化できるとしたらその方法は何かということになります。

マインドフルネスは自転車の運転のように練習しなければできないものではなく、だれでも体験したことがあるものです。それがハッと我に返る瞬間の気付きです。ただ、「自分の意志でマインドフルネスになれない」「長つづきしない」という欠点があるので練習する必要があるのです。

しかし裏を返せば、自転車の運転と同じでマインドフルネスは練習次第で伸ばすことができるというわけですね。となれば、次はいよいよマインドフルネスをいかに強化していくかという方法論の話になります。

AとB　二つのエクササイズ

ストレスやトラブルの最中、ネガティブ思考をしネガティブ感情に巻き込まれているときに、自分の意志でマインドフルになることはできないとかきました。

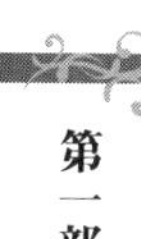

「ハッと我に返ると」、「ふと気付くと」という表現がそれを表しているとおり、マインドフルネスは偶然訪れてくれる得難いチャンスなのです。裏を返せば、どんなに悩んでいる最中でも、マインドフルネスの瞬間＝ネガティブ感情から解放されるチャンスはだれにでも訪れる可能性があるということです。**ただし、その瞬間にこれがマインドフルネスという得難いチャンスなのだと認識していることが大切です。**その認識がなければすぐにマインドフルネスは失われて自動操縦モードにもどり、ネガティブ思考の連鎖にはまります。その瞬間にマインドフルネスにとどまるための方法論があります。私はそれを「**B：偶然のマインドフルネス体験を活かす方法**」と呼んでいます。

A：意図的にマインドフルになる方法

BということはAもあります。Aは**意図的にマインドフルになる方法**です。意図的にマインドフルになる方法、それは今からマインドフルネスの練習をするぞと決意して意図的にエクササイズを行うことです。マインドフルネスとは「今、

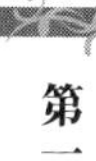

ここ」の現実にリアルタイムかつ客観的に気付いていることでした。つまり、「今、ここ」の現実に意図的に気付けば、それはすなわちマインドフルネスのエクササイズになる可能性があるのです。

たとえば……みなさんは「今、ここ」でこの本を読んでいます。おそらくリアルタイムかつ客観的な気付きは失われているでしょう。つまり、この文章を読むまで、「自分が今、ここで、この本を読んでいるのである」という認識はとても希薄だったはずです。それは映画を見ているときに映画を見ていることを意識していないのと似ています。

ところが、今はこの本を読んでいるという認識がちゃんとあるでしょう。つまりあなたは今、この瞬間マインドフルなのです。もちろん、マインドフルネスはすぐに失われ、自動操縦モードにもどります。短ければ3秒、ながくても3ページ先を読んでいるときにはもう自動操縦モードにもどっていることでしょう。

今回はたまたま『この本を読んでいる』ことに気付いてマインドフルネスの扉を

こじ開けました。この手法はどんなものにでも使えるはずです。

本から目をはずして、窓の外を見てみましょう。そして窓の外を見ている自分に気付きつづけてください。

「意図的に外を見て、そして自分が外を見ていることに気付きつづける！」

たったこれだけのことがマインドフルネスのエクササイズになるのです。マインドフルネスの練習は意外と簡単で身近なものなのです。

たとえば、「今、ここ」で意図的に微笑んでみましょう。そして自分が微笑んでいることに気付いてみましょう。ほら、あなたはこの瞬間、みごとにマインドフルネスを体験しています。なぜなら、あなたは今、自分が微笑んでいることに気付いているからです。

たとえば「今、ここ」で両手を上に伸ばして意図的に背伸びをしてみましょう。そしてストレッチされている背中の筋肉の状態を観察（ボディースキャン）してみましょう。もちろん、背中の筋肉を観察している自分に気付きながらです。

それだけでもあなたはマインドフルネスの中にいます。

ここで大切なことは「伸びている背中の筋肉を感じる」ことと「背中の筋肉を感じている自分に気付いている」ことは違うということです。この「自分に気付いている」があやふやになっていたら、それは単なるストレッチになってしまいます。もちろん、ストレッチにはストレッチの効用がありますが、それだけではマインドフルネスのエクササイズにはなりません。同じように、ヨガ、太極拳などもマインドフルネスのトレーニングに適していますが、それには気付きという要素が必要です。気付きがなければそれは単なる健康体操になってしまいます。

気付きの指標として、「**自分の気付きにラベリングや、実況中継ができること**」があげられます。**ラベリングとは自分の気付きに名前をつけることです。**気付きを言語化して確認することでマインドフルネスを確かなものにします。

ストレッチの最中に「私は今、ストレッチをしている」、「私は今、背中の伸びを感じている」と実況中継できるかどうかです。必ずしも言葉に出す必要はありません。心の中の呟きでも大丈夫です。


「私は今、背中の伸びを感じている」

そう実況中継できるならば、あなたはマインドフルネスの状態です。

「私はこの本を読んでいる」

「私は窓の外を見ている」

「私は背中の伸びを感じている」

「私は……」


この瞬間、あなたはマインドフルネスです。あまりにあっけないほど簡単なマインドフルネスのエクササイズで拍子ぬけされたと思います。ただし、今この瞬間にあるマインドフルネスはすぐに失われて、自動操縦モードにもどるでしょう。

瞑想のイメージ

「A：意図的にマインドフルになる方法」のもっとも本格的なエクササイズは瞑想です。

「心頭滅却して雑念を払う」
「結跏趺坐（けっかふざ）し、結印（けついん）して半眼（はんがん）（半分目をつぶる）もしくは目をつぶり、精神統一して雑念を払う」

みなさんが瞑想にもつイメージ、それはおそらくこんな感じでしょう。

もちろんこれも瞑想の一つの側面です。しかしそれが瞑想のすべてではありません。マインドフルネスの場合はむしろ雑念を払わずにあるがまま雑念を観察するという方法をとります。

雑念が出るにはそれなりの理由があります。特にそれがネガティブ思考であればネガティブにかんがえてしまう何かの要因があるはずです。そこを放置して雑念やネガティブ思考だけを払ってしまっても良いものでしょうか？　見て見ぬふりをしていううちに、潜在意識ではネガティブ思考のもとが育ってしまい、やがてあふれ出てくる危険性もあるでしょう。

だからマインドフルネスでは雑念やネガティブ思考をあるがまま観察するのです。あるがまま観察することでネガティブ思考を浄化し昇華する道を選びます。それはたとえばハッと我に返った瞬間に、怒りやクヨクヨなどのネガティブ感情が立ち消えになるといった体験と似ています。

とはいえ、雑念やネガティブ思考をあるがまま観察するのは至難の業です。すぐに巻き込まれて自動操縦モードに迷い込んでしまうからです。ハッと我に返ってもすぐにまた怒りやクヨクヨがもどってくることからもわかると思います。だからまずは集中力を鍛えます。それから気付きの力を養います。次の項で集中とマインドフルネスの違いについて触れておきます。

ミニワーク　集中と気付きのきほんワーク　4つの箱

心頭滅却が瞑想のイメージと結びついていることもあって、マインドフルネスとは集中することですか、とよく質問されます。

集中とマインドフルネスは違います。集中できていても自動操縦モードということもあります。ただ、集中力を養っておくことはマインドフルネスの習得のために役に立つことでもあります。このことに触れておきます。

「集中しているかどうか」
「気付いているかどうか」

この二つによって心の状態は４つに分類されます。

1 集中×　気付き×
2 集中○　気付き×
3 集中○　気付き○
4 集中×　気付き○

図に書いたほうがわかりやすいですね。

具体的な例で説明しましょう。

一つ目の指標は注意の集中です。たとえばこの本を読んでいることに集中しているか、それとも注意散漫となってぼんやりしているかということです。もしくは、「講義を受けている」、「会議に出席して話を聴いている」など別の例のほうがピンとくる方は頭の中で翻訳して読んでください。

もう一つの指標が気付いているかどうかです。本を読んでいることに気付いているか？もしくは気付いていないのか？

1 集中 × 気付き×	**4** 集中 × 気付き◎
2 集中 ◎ 気付き×	**3** 集中 ◎ 気付き◎

【1の箱】

ここはぼんやりしていて、しかも気付きがないところです。本の内容に集中できず、退屈しています。しかもそのことに気付いていないわけです。おそらく心は「今、ここ」を離れて過去か未来、非現実の世界をさまよっているでしょう。たとえば、「ああ、おなかすいたなあ。晩ご飯何にしよう?」といった具合です。

集中力がない人はたいてい1の箱にいます。ここでは外界の刺激に反応的になります。

成功したから↓うれしくなった
怒られたから↓悲しくなった
迷惑をかけられて↓怒った
できないと思って↓不安になった
嫌な奴が来たので↓憂うつになった

ネガティブな刺激にネガティブに反応し、どんどんネガティブになる。ネガティブになったのでさらにネガティブにかんがえるようになり、もっとネガティブに……。

まさにネガティブスパイラルですね!

たとえば、叱られたので悲しくなった。するとまた怒られるのではないかとびくびくするようになり、その結果挙動不審になってあやしまれ、注目をあつめさらに叱られる。自分はダメな奴と自己嫌悪に陥って実力を発揮できなくなりさらに叱られる、といった具合です。とても疲れているときや眠いとき、そしてアルコールなどで脳がマヒしているときは集中することはむずかしいでしょう。また、催眠や洗脳をうけてこの状態になることもあります。

まさかあなたが今、ここにいるということはないでしょうね。もし1の箱にいるとしたら話の流れについて来れてないのでこの文章は見ていても内容もわからず、頭の中を素通りしているでしょう。

実は私たちはたいていこの1の箱にいます。自動操縦モードでしかも何かに集中していないとき、私たちは反応的な人生を送っています。

【2の箱】

本の内容に引きつけられて熱心に読んでいるけれど、我をわすれています。いわば没頭している状態です。内容は頭に入ってきます。面白い映画を我をわすれて見ているときもここにいます。勉強したり研究したりするにはこの状態でも差し支えありません。いや、むしろ効率をかんがえたら、ここが目標達成にはいちばん近いところにあるとも言えます。

ただ、気付きはないので外界の刺激や本の内容に心は影響されやすくなっています。

【3の箱】

本に集中していて、しかも自分が今、ここでこの本を読んでいると気付いています。**これはマインドフルネスです。**この本を読んでいることに気付くことで簡単にマインドフルになれます。ためしに「私は今、この本を読んでいる」と実況中継してみましょう。「今、ここ」での気付きが深まりマインドフルネスが確かなものになります。

【4の箱】

これはちょっと想像力をはたらかせてください。

私がここで表現したいのは、単にぼんやりしていて、しかもそのことに気付いているという状態ではありません。イメージとしては本を読んでいることにも気付いているのですが、その中にあっても外界の動きにも気付いているという状態です。

裏の家で犬が鳴いていることもちゃんと気付いています。頬にあたるさわやかな風、空調のかすかな音、ページをめくる指の感触、ちょっとすいた小腹にも気付いています。それでいてちゃんと読書もできています。1の箱が「今、ここ」から離れて気付きがない状態だとすると、4の箱はしっかりと「今、ここ」にいて気付きが全方位に向かって開かれている状態です。

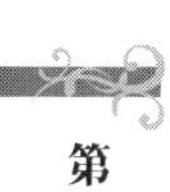

集中力を鍛えていない人はたいてい1の箱にいて反応的な人生を送っています。そして瞑想の最終的な到達地点はこの4の箱になります。問題はどの順番で4にたどり着くのが効率的なのかということです。

その順番と瞑想との関係について次の項で解説します。瞑想の目的がはっきりしてきます。

1から2→3→4の順に取り組む

4の箱、すなわち最終的な到達地点は開かれた全方位の気付きです。しかし一気にそこに行くことはとてもむずかしいのです。そこで、まずは**1の箱から2の箱を目指します**。

古来、瞑想の手法はまず集中することを学びます。そのあと、集中していることに気付きます。つまり**1の箱↓2の箱↓3の箱の順番**です。

集中する対象は？

ろうそくを見つめる
水晶玉を見つめる
呼吸に集中する
身体の感覚に集中する

などが一般的です。

その間に出てくる思考・感情・想念は集中の妨げ、すなわち雑念としていったん棚上げします。棚上げとは、ここでかんがえるのはやめてあとでかんがえることにするということです。たとえばまず呼吸に集中します。人は同時に二つのことに集中できないのでこの時点で思考はとまります。つまり雑念はなくなるのです。

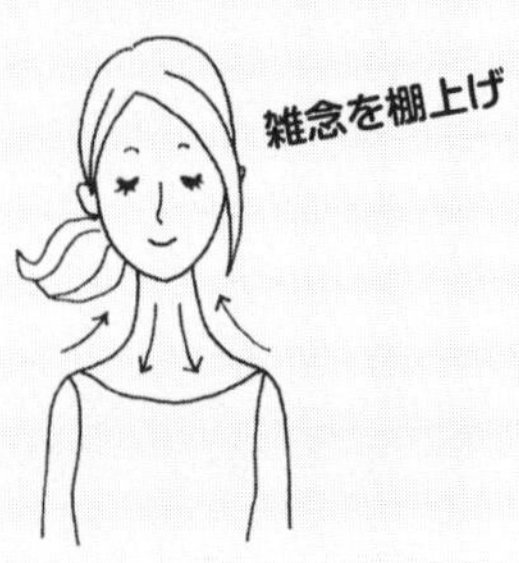

しかしこれはとても不自然なことです。雑念＝思考は出るべくして出るのです。懸案事項があればそれが出てきます。たった今、身体に加わった刺激も雑念の種になります。頬に風があたれば心地良いと感じるでしょうし、顔の前を飛び回るハエや蚊には悩まされます。そしてそれはごく自然なことです。つまり、雑念が出たとしたら、雑念が出たことがあるがままだということです。

集中のトレーニングとしては、それらの雑念をいったん棚上げし、集中の対象にもどります。集中がうまくいけば雑念は消えますが、やがて集中が途切れれば再び雑念が出てきます。雑念をかんがえつづけたいという欲求に負けずに棚上げし、さらに呼吸に集中をかたむけていくことで集中力のトレーニングは達成されます。

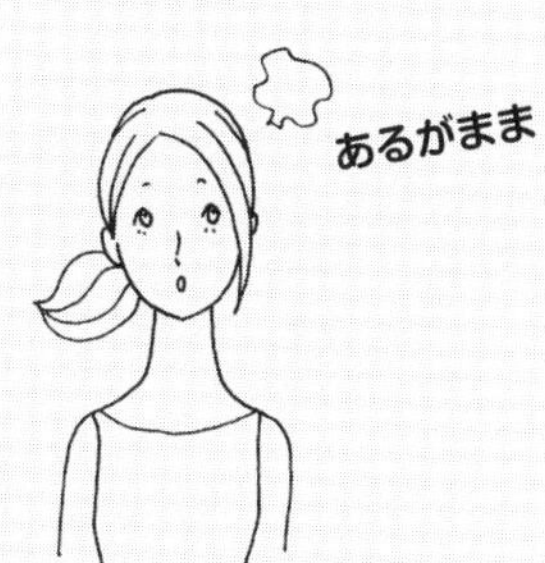

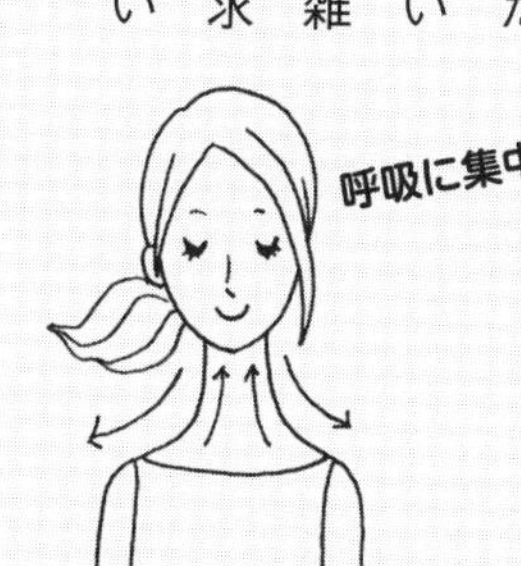

さて、集中力のトレーニングとしてはこれで良いのですが、**この本はマインドフルネスの本ですから先に進みます。**

まずは何かに（本、呼吸などに）集中します。そして集中していることに気付きます。やがて集中からはずれて雑念が発生します。雑念に気付いたら雑念を抱いた自分に気付いておきます。雑念から意図的に（マインドフルに）離れて集中の対象に集中をもどします。

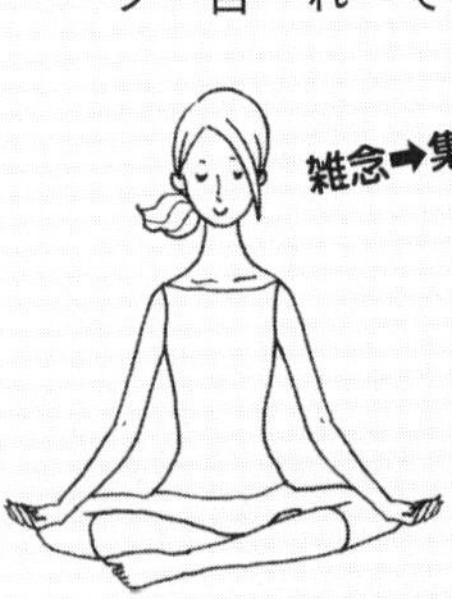

これは結構大変な作業です。雑念が出てきた段階ですでに集中力が途切れているのですから。その段階でマインドフルに集中の対象にもどすことはむずかしいでしょう。マインドフルネスを喚起する方法としてラベリングを使うことは有効です。「雑念」もしくは「これは雑念だ」とラベリングして棚上げし、集中の対象にもどると良いでしょう。

外から見ていれば、今までやっていた集中のトレーニングと大差ありません。**違うのは集中していることや雑念が出たこと、そして意図的に集中の対象にもどったことに気付いていることです。**つまり、マインドフルネスを継続するのです。マインドフルネスを継続することでマインドフルネスを鍛えるのです。マインドフルネスを鍛えることを目的として集中のトレーニングを行うのです。

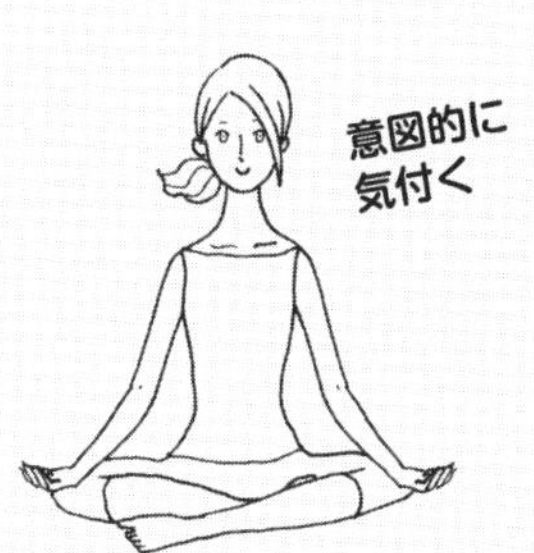

たとえばこの本をマインドフルに読み、雑念が出たらそれにも気付いて意図的に本に注意をもどすということです。かくして、私たちは3の箱にいつづけることができるのです。

ところで、そもそもマインドフルでなければ集中の対象にもどることはむずかしいですね。意識する、しないは別として、集中力のトレーニングはマインドフルでなければうまくできないはずです。ただ、意図的にマインドフルネスを強化しようとしなければ、マインドフルネスの強化は効果がうすくなります。

ある程度集中力とマインドフルネスの能力がついて来たら、**最後に4つ目の箱にも挑戦**です。

集中の対象をきめず、自分を取り巻く世界と自分自身をあるがまま感じ、気付いていくということになります。とはいえそれはとてもむずかしく、集中力とマインドフルネスの力が弱いうちは4の箱にいるつもりでいつのまにか1の箱にもどってしまうことになります。

3の箱に自由に入り、長時間そこにいつづけるだけの力がついたとき、いつのまにか「4の箱の中にいた！」と気付けるでしょう。

次は**【B：偶然のマインドフルネス体験を有効活用する】**ことでマインドフルネス能力を強化する方法を解説します。その前に潜在意識の自己肯定感の話をします。

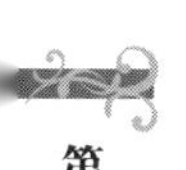

潜在意識と自己肯定感

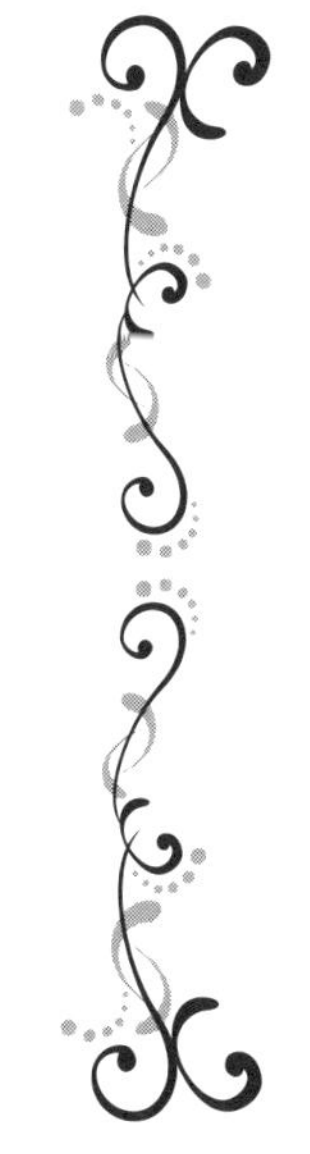

潜在意識とは?

心は認識できる部分と普段は隠されていて認識できない部分に分かれています。

フロイトは前者を**顕在意識**、後者を**潜在意識**と呼びました。これはよく氷山のメタファーで表現されます。つまり、**水面の上にあって見える部分が顕在意識**で**水面下に隠れて見えない部分が潜在意識**です。

普段は水面下に隠れていて見えず、認識でき

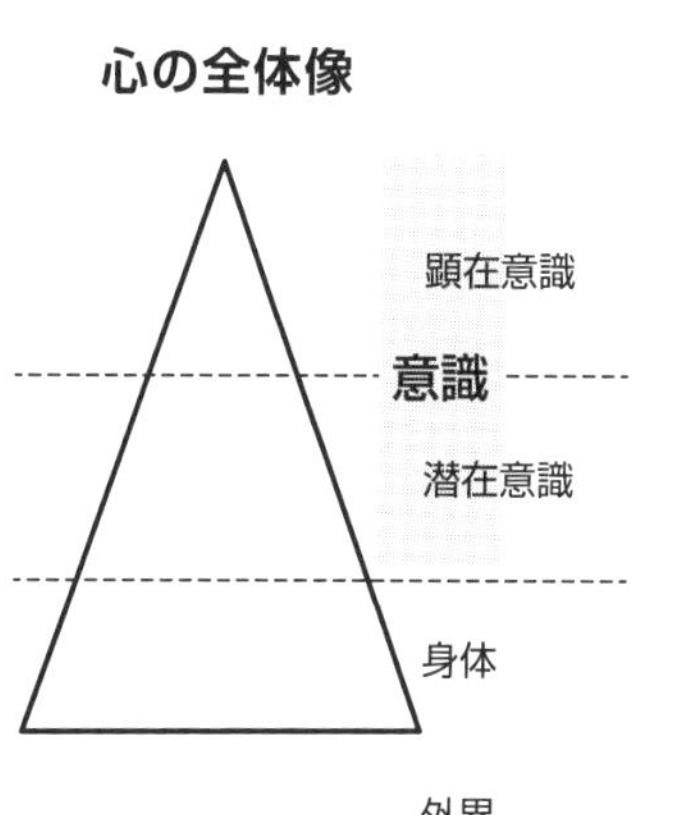

ないけれど、何かをかんがえたり物事をきめたりするときには潜在意識の中にある信念が大きく影響します。

あつものにこりてなますを吹く

寒くて空気が乾いているときに、ドアノブに触れた瞬間の「パチンッ!」という音、そしてぴしりと走る静電気の衝撃はとてもいやなものですね。

思わず手を引っ込めてしまいます。この思わず手を引っ込めるという行動には脳は関与していません。痛みや衝撃を感じた瞬間に手を引く反射は脊髄が支配しています。脳まで情報を上げていてはとっさのときに間に合わないからです。熱いやかんをうっかりさわってやけどしたときに手を引っ込めるのも同じです。熱いから手を引っ込めようなどとかんがえていたらやけどがひどくなりますから、脳には関与させずに脊髄で処理します。

ところで、冬の最初の静電気の一撃を食らったあとは、ドアノブにさわろうとするごとに身構えるようになります。たいていはさわろうとするときに「うでがためらう」のを感じると思います。「不用意にさわればひどい目にあうぞ」と脳が（潜在意識が）覚えたわけです。どちらも、「ドア＝危険！」、「やかん＝危険！」という信念が潜在意識にできたのです。

この信念は潜在意識の中にあって普段は隠れていますが、ドアノブややかんを見た瞬間に手を伸ばすことをためらうようになり、私たちの行動を支配してしまいます。顕在意識でいくら大丈夫だと言い聞かせても、うではスムーズに伸びません。うでの筋肉は顕在意識ではなく潜在意識の影響をうけてしまうのです。春から夏になり静電気の危険なシーズンが去ればこの信念もおさまります。また、やけどが治ればやがてやかん恐怖もうすらぐでしょう。

「あつものにこりてなますを吹く」ということわざもあります。

熱いものを食べて口の中をやけどすれば、その後、しばらくは用心してなますのように冷たいものも「ふうふう」と吹いてさましてから食べるということですね。これもまた、潜在意識に一時的に「料理＝熱い」という信念ができたとかんがえられます。「のど元を過ぎれば熱さをわすれる」のことわざどおり、これまたいつかは消え去ってくれます。

自己否定の始まり

ところが虐待や大災害のトラウマなどのときは容易にはおさまらず、信念が長期間つづき、悩まされることもあります。

虐待や大災害のトラウマといった非日常の大事件ではなくとも、幼いころや子供のころに慢性的につづく不快な刺激は、長期にわたって潜在意識に作用して容易にはおさまらない信念を創ることがあります。

たとえば、話しかけても無視されて悲しい思いをするとか、思いを否定されて落ち込むといった、日常的にありふれたことです。

「わ〜楽しいなあ！」
「はしゃぐんじゃありません！」

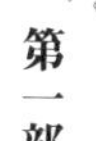

「これ、いやだな」
「わがまま言うんじゃありません！」

「お母さん、あのね学校でね」
「今忙しいの！　あとで」

「つとむ君、あそぼ」
「あとで」

「買って買って！」
「良い子にしなさい！」

楽しく遊んでいると……
「宿題はやったの？」

一度や二度なら問題はないでしょう。しかし、こういうことがつづけば、「目立っちゃいけないんだ」、「自分には話を聞いてもらうような価値はないんだ」、「自分は遊んでもらえるような価値はないんだ」、「あるがままの感情を表現しちゃいけないんだ」という、自己否定的な信念が潜在意識にかき込まれてしまう危険性があります。

自己否定的な信念があれば、ストレスやトラブルに巻き込まれたら「やはり自分はダメだ」とネガティブにかんがえ、ネガティブ感情を感じることが多くなるでしょう。このように、折に触れてたびたびネガティブ思考、ネガティブ感情を味わうことによって、さらに自己肯定感は損なわれ弱くなってしまいます。

自己肯定感が弱いと大人になってからもその悪影響が残り、人間関係で困難を生じます。批判や非難を避け、目立たないようにするかもしれません。「ノー」と言えない人になるかもしれません。自分のあるがままの感情を否定して生きるようになるかもしれません。あるがままの自分を生きることができないなら、その人の人生は暗く、みじめなものになるでしょう。

それもこれも潜在意識にかき込まれた自己否定的な信念のせいですね。ところがこの自己否定的な信念、かつては自分を守るためのものだったのです。

偽りのヨロイ

小さい子供のころ、私たちは一人では生きていけませんでした。身近にいた大人たち、特に親がいなければ生命と生活を守ることはできませんでした。だから大人たちが望む自分になろうとして大人たちの価値観をうけ入れ、自分の欲求を我慢して生きてきたのです。そのころは親の言うことを聞き、先生たちの価値観をうけ入れ、友達に好かれて集団にうけ入れられることが求められてきました。自分の欲求を我慢して他者の欲求に従うことは自分を守るうえでとても大切なことだったのです。

いわば**自分を守るヨロイ**です。

幼いころは自分を守るヨロイでしたが、大人になって自立した今では、その役割の大半は終わっています。それどころかこのヨロイは使えば使うほど、自己肯定感を弱くするという諸刃の剣です。自分の欲求を我慢し、他者の欲求に従ううち、やがて自分を否定するようになります。自己否定的な信念はそのころから潜在意識に深く染み込んで私たちの人生を支配してきました。

やがて長じるに従い、自分一人で生きていくことができるようになっても、この自己否定的な信念は残りつづけます。その信念に従う間は他者に嫌われてしまう危険が少なくなり、うけ入れてもらうことができるからです。

しかし、うけ入れてくれたと思った他者は、実はあなたを見下しています。うけ入れてもらうために自分の欲求を我慢する人は尊敬されないからです。また、自分を否定するたびに自己肯定感はどんどん弱くなってしまいます。そのうちに何が好きなのか？　何をしたいのかもわからなくなります。

「何が食べたい？」

「何でもいいよ、君が好きなもので」

「……」

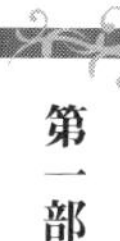

この場合、相手が食べたいものを優先するのは相手を尊重しているからでしょうか？　自分が意見を出して「そんなのいやだ」と批判されないための逃げ道ではないでしょうか？　幼いころは生きていくために必要だったヨロイですが、今は使えば使うほど自己肯定感を弱めてしまいます。私はこれを「**偽りのヨロイ**」と呼んでいます。

ところで自己肯定感を弱めてしまう破壊的な信念＝偽りのヨロイも大切な自分の一部です。偽りのヨロイを着ているのがあるがままの自分です。自分自身を否定すれば幸せにはなれません。偽りのヨロイを忌み嫌って投げ捨てるというよりも役割を終えた偽りのヨロイは卒業し、否定的な信念を手放せるといいですね。

私たちは潜在意識の自己否定的な信念を卒業し、偽りのヨロイを手放して、自己肯定感を強化することができるのでしょうか？　つまり、あるがままの自分を生きて幸せになることができるのでしょうか？

もちろん可能です！
そしてそのカギはマインドフルネスにあるのです。

自己肯定感とマインドフルネス

自動操縦モードでネガティブ思考し、ネガティブ感情に浸っているその瞬間にマインドフルになれたらどうでしょう？

ネガティブ思考から一歩引いた視点から、冷静に観察することができれば、燃え盛る怒りのエネルギーでさえ消し去ることができるのです。自動操縦モードのままで頑張ってポジティブにかんがえてみることはとてもむずかしいのですが、マインドフルになった瞬間にネガティブ思考は手放され、ネガティブ感情は癒されるのです。

さきほど、子供のころからの自己否定的な信念、繰り返すネガティブ思考・感情が自己肯定感を弱くするとかいたのを覚えていると思います。すると自己肯定感を強くする秘訣は？「自己否定しそうになる瞬間に自己否定を手放し、自己肯定すること」です。つまりネガティブ思考をしてネガティブ感情に浸っているときに、**マ**

インドフルになりネガティブ思考・ネガティブ感情を手放すことが自己肯定感を強化して幸せになるコツなのです。

自己肯定感が弱い人、強い人

ご自分の自己肯定感が弱いのか強いのかいまいちわからないという人も多いでしょう。そこで自己肯定感が弱いとどんなに苦労が大きいのか、そして自己肯定感が強い人がどうして幸せになれるのかもう一度かんがえてみます。

自己肯定感が弱い人はネガティブにかんがえがちです。特にマインドフルネスがとぎれて自動操縦モードになるとその傾向は顕著になります。

自己肯定感とは、あるがままの自分を肯定し、愛する力です。自己肯定感が強ければ、自分自身を肯定できるので、自分は他人からも愛される価値があるとわかっています。自己肯定感が強ければ、多少の失敗をしても「まあいいか、今度頑張ろう」と自分を許すことができます。自己肯定感が弱いと、あるがままの自分では自分を肯定できません。するとだれかほかの人にすがって認めてもらいたくなります。ところがそういう下心があるとたいていうまくいきません。

ほめられたいと思えば過度に奉仕して『お役に立ったでしょ?』とアピールしたくなったりよけいなおせっかいをしてよけい嫌われることになったりします。他人に認めてもらうため、地位や財産を求めて競争にあけくれ、ときには社会的に成功したり、それなりの地位を得たりもします。しかしどれだけ功成り名を遂げ、貯金通帳の残高がふえてもまだ足りないような不安感がよぎったりもします。

自己肯定感が弱い人は他人の批判にも敏感になりがちです。出る杭はうたれますから、なるべく目立ちたくありません。ホントは言いたいことがあっても自分の意見を主張せず、引っ込み思案になります。

新しいことに挑戦して失敗するのが怖くなります。人前で披露する前にはそれなりに練習をしてからとかんがえます。しかし、批判される不安が強いので十分に上達したという安心感が得られず、結局はデビューできません。嫌われるのが心配で人の頼みは断れません。不退転の決意で断るときも罪悪感いっぱいなのでおどおどしてしまい、よけい嫌われます。

逆に人に頼むのも苦手です。断られるのが怖いからです。相手は相手なりの事情があって断ったのだと自分を納得させることができず、自分が嫌われた、拒絶されたのだと感じてしまうのです。自分の意見をはっきり言わないと他人にないがしろにされてしまいます。その結果いじめられっ子になります。自己肯定感が弱いのでいじめられっ子になり、いじめられることでさらに自己肯定感が

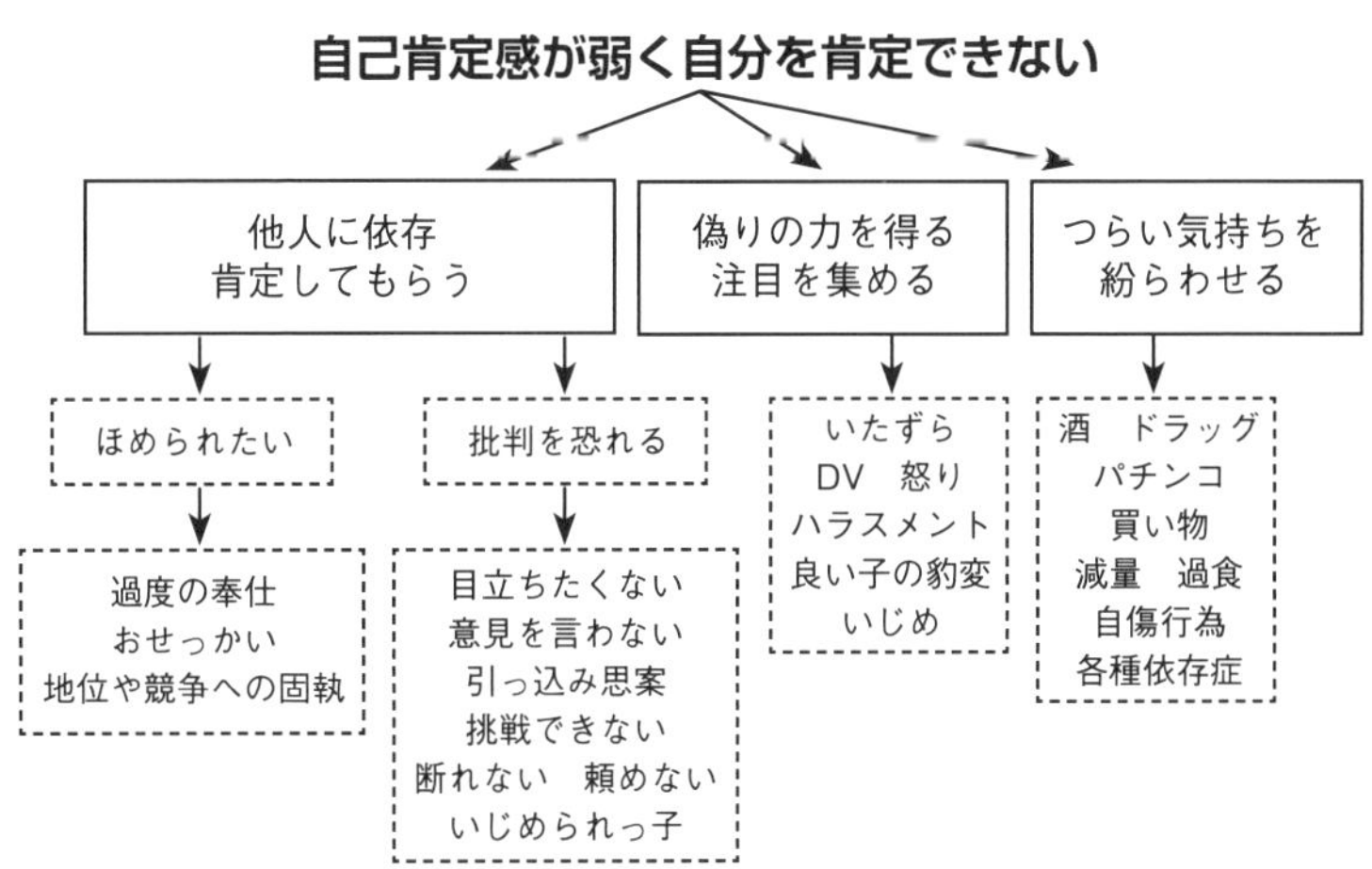

弱くなるという悪循環に陥ります。

自己肯定感が弱いといたずらをすることで自分に注目をあつめたり、怒ったり、逆切れして自分は強いのだと感じようとすることもあります。人によっては他人を支配することで自分のパワーを感じようとすることもあります。パワハラ、モラハラ、セクハラなど××ハラスメントはたいてい自己肯定感の弱さを埋めるための行為です。自己肯定感が弱いと批判を恐れていじめられっ子になると言いましたが、相手が弱いときは逆にいじめっ子になることもあります。これも自らのパワーを感じるためです。このような形で一時的に自己肯定感を補強しても、それは真の幸せにはつながりません。

幸せではない現実とは向き合いたくありません。だからお酒やドラッグに逃げたり、パチンコなどのギャンブル、買い物そのほか何でも、現実をわすれることができるものにはまっていきます。つまり、自動操縦モードになることで現実をわすれたくなるのです。自動操縦モードだとネガティブ思考しがちでさらに自己肯定感を弱めます。そして自己肯定感が弱いと自動操縦モードになりやすくなるのです。これもまた悪循環ですね。

自己肯定感が強いと、自分で自分を肯定することができますから、他人の評価を過度に恐れる傾向はなくなります。その結果、批判を恐れて断れなかったり、自分の意見を言えなかったり、他人を支配したり自動操縦モードに逃げたりする必要もなくなります。

すなわち、自己肯定感を強化することでマインドフルネスを強めるし、マインドフルネスであることが自己肯定感を強めることになるのです。ご自分の問題がもしも自己肯定感が弱いことだとしたら、マインドフルネスを鍛えることが問題解決の第一歩になるでしょう。

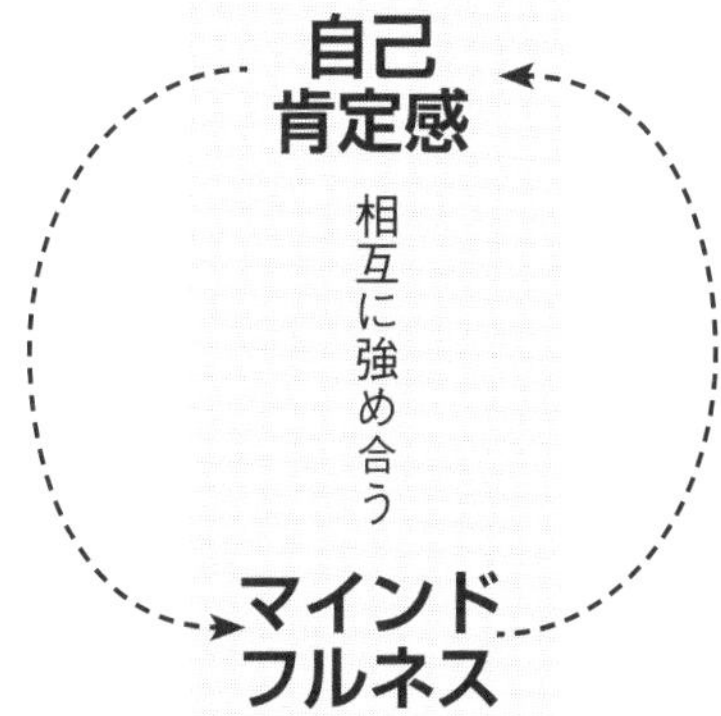
自己
肯定感
相互に強め合う
マインド
フルネス

次の項では具体的な例で自己肯定感とマインドフルネスの関係を解説します。

心、身体、そして世界の全体像

フロイトの提唱する顕在意識と潜在意識はよく氷山の図にたとえられます。つまり、自分で認識できる顕在意識の下には、認識できない膨大な潜在意識があるのです。さらにその下には身体があり、その外側は外界につながっています。

心の全体像

外界の現実は刺激として身体の感覚器官から入力され、潜在意識でさまざまに加工されて顕在意識に到達し、思考と感情となり、身体に影響し、その結果言動として出力されます。

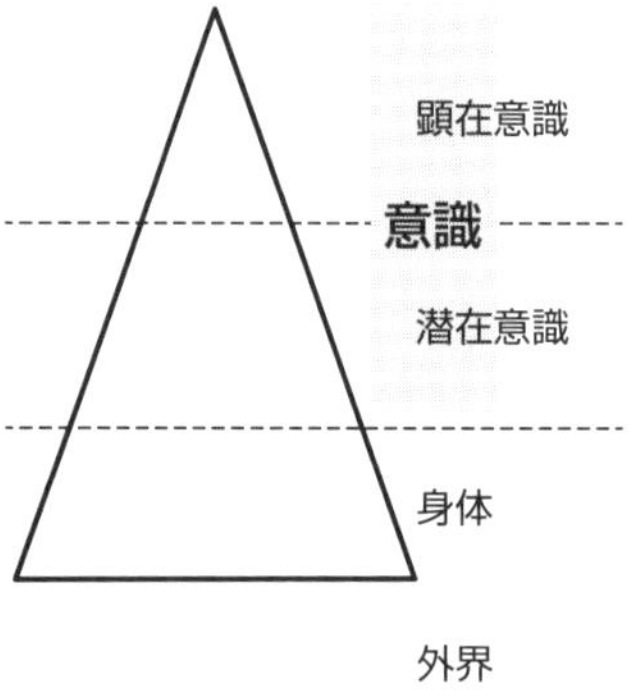

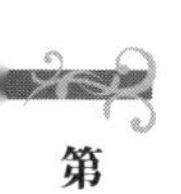

第一部

具体例をあげて解説します。

彼氏が待ち合わせ場所に現れないB子さんです。あれから30分ほどたちました。いまだにメールの返事も来ないままです！　自己肯定感の弱いB子さん。すっかり落ち込んでいます。なぜなら、彼氏に嫌われたと思い込んでしまったからです。

【1】外界の現実は？

すっかり嫌われたと思い込んで落ち込んでいるB子さん。ホントに嫌われたのでしょうか？

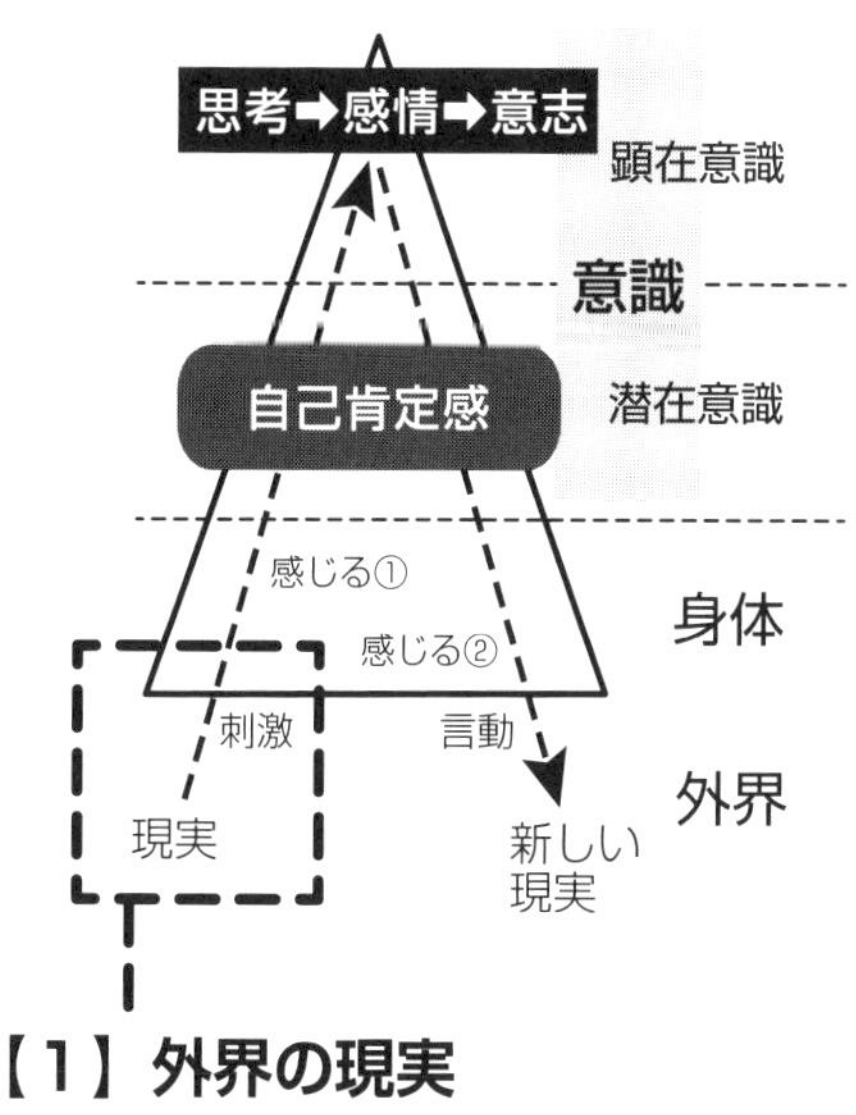

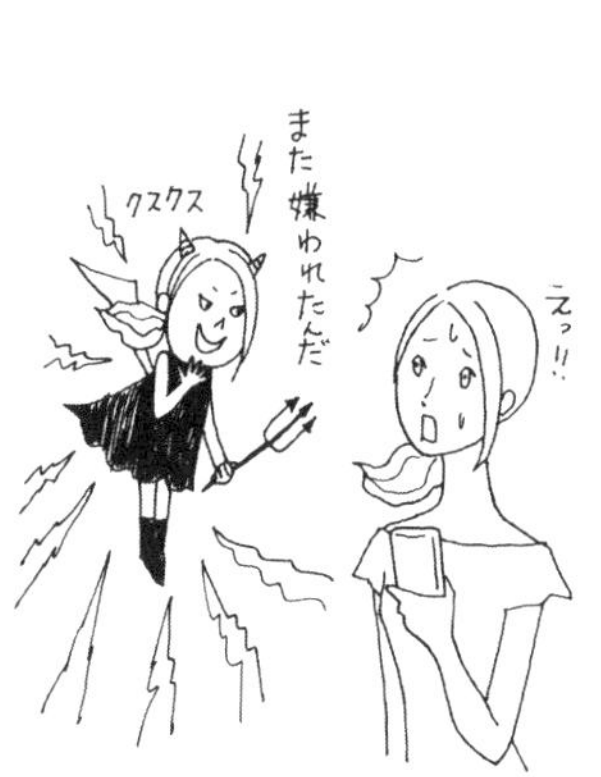

客観的な現実を観てみましょう。確かなことは、彼氏が待ち合わせ場所に現れないことと、そしてメールに返信がないことだけです。

あるがままの現実をあるがまま観ることがメンタルヘルスの極意です。

【2】感覚器官（身体）をとおして刺激を受ける

次は現実という刺激を身体にある感覚器官が感じる段階があります。目で見て、耳で聞き、鼻で嗅ぎ、舌で味わい、肌で感じます。仏教では眼耳鼻舌身意（げんにびぜつしんい）の六根をとおして刺激をうけ入れると表現します。

この場合は彼氏がまだ来ていない、そしてメールの返信が来ていないという現実を目で見るということです。

外界の現実をくもりのないまなこで、あるがまま観ることができれば、たいていのネガティブ思考は発生しないでしょう。ただしそれは肉体をもつ人間にはほとんど不可能なことです。**感じた瞬間に、その刺激に対して良い悪い、好き嫌い、損得、危険安全で判断してしまいます。**それは猛スピードでスタートしますので、現時点ではあるがままの現実をくもりのないまなこであるがままに観ることはできません。

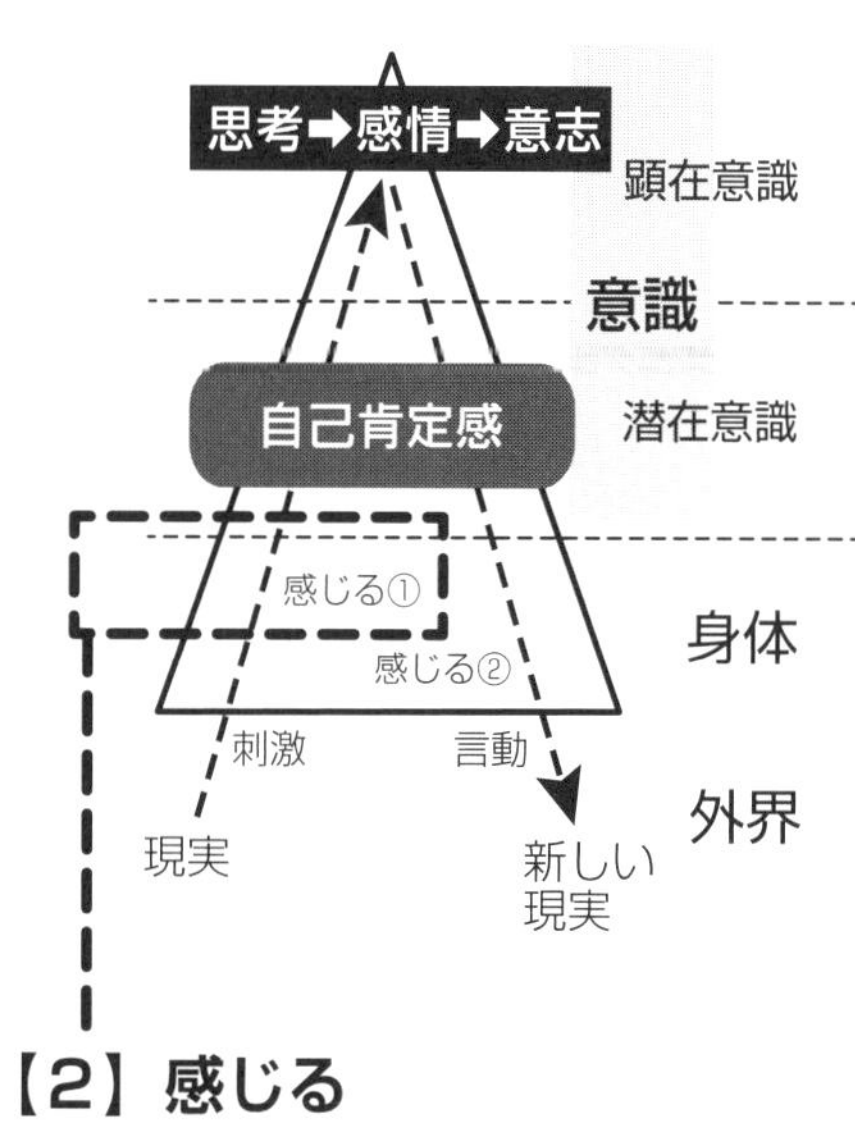

どのように判断してしまうのでしょうか？　まなこのくもりとは何でしょう？

そこに関係するのが次にある**潜在意識**です。

【3】潜在意識のフィルター

外界の刺激が入ってくると、すなわち、何かの光景が見え、何かの音や声が聞こえるとすぐに潜在意識のフィルターが作動します。この刺激は自分にとって良いものか悪いものなのか、危険なのか安全なのか？　それを瞬時に見極めます。

冬のある日、静電気の衝撃をうけたあとなら、ドアノブはとても危険なものと判断されるでしょう。手を伸ばそうとしても無意識のうちに上腕二頭筋（腕の前の筋肉）が収縮して手が引っ込みます。ただ、この程度のことであれば、意志の力で乗り越えることもできるでしょう。冬の間は多少、不自由するかもしれませんが大した問題ではなさそうです。

しかし子供のころから慢性的に「自分は嫌われてしまう！」という信念とともに生きてきた人にとっては、「返信

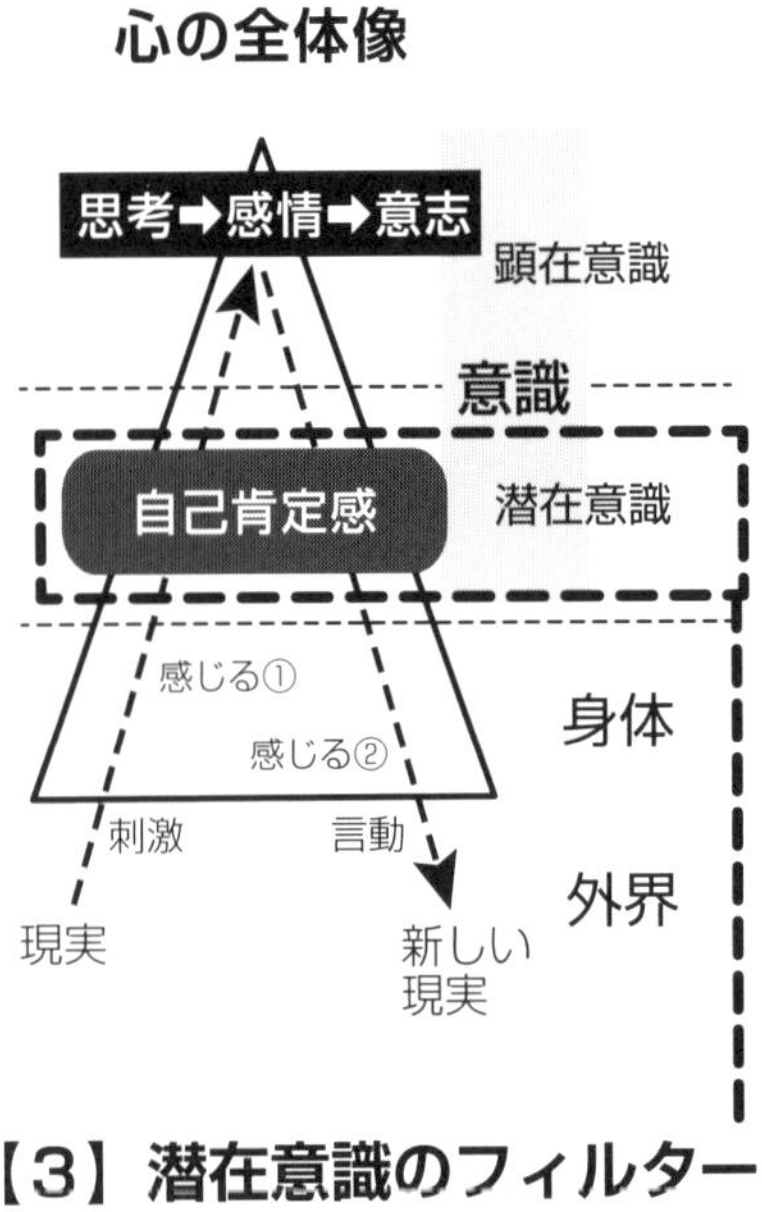

心の全体像

思考➡感情➡意志
顕在意識
意識
自己肯定感
潜在意識
感じる①
感じる②
身体
刺激
言動
外界
現実
新しい現実

【3】潜在意識のフィルター

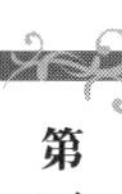

が来ない」という現実を見て「今度も嫌われた！」と思い込み、落ち込むとしたら……？　それはとてもつらいものになるでしょう。意志の力で、「いや、違う」とはねつけることは、とても困難です。

自分は嫌われるだろうという信念は潜在意識の奥に入り込んでいます。潜在意識とは普段は認識できない部分です。認識できないうえに超高速で発動するのですから、この段階で感じ方をどうこうしようというのは無理なのです。

とはいえ、**最終的にはマインドフルネスを活用すれば、この部分の不要になった信念もかき換えることができる**でしょう。

【4】感情は思考の結果

ここからは顕在意識ですから、認識できています。ただし、認識できているからといって客観視できているわけではありません。だからマインドフルネスとは限りません。

外界の刺激が潜在意識のフィルターを通して**顕在意識**に届きました。その結果、思考をうみます。これはほとんど自動的、機械的、反応的、反射的なものです。だから認知療法では「**自動思考**」と呼んでいます。自動的に発生する思考だから自動思考です。

普段私たちは自由にものをかんがえていると思っています。しかしマインドフルネスではなく自動操縦モードではほとんどすべての思考は自動思考です。つまり、外界の刺激に反応的に左右され、潜在意識のフィルターによって決定された思考をしているのです。

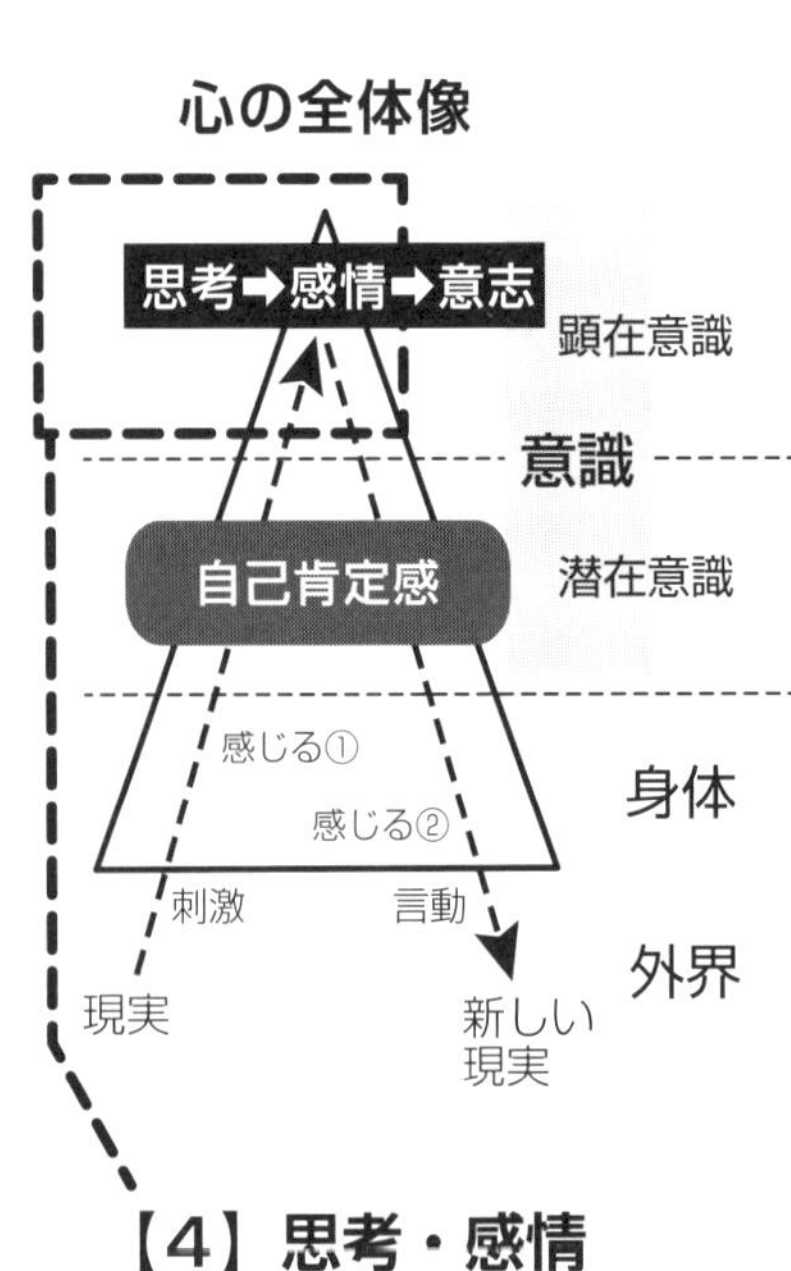

自己肯定感が弱い人は、潜在意識に否定的なフィルターがたくさんあります。

「自分は嫌われる」
「自分には価値がない」
「あるがままの自分ではいけない」
「断ってはいけない」
「他人の役に立つべきだ」
「甘えてはいけない」……

そんなフィルターをとおして生まれる思考もまた否定的なものとなりがちです。
外界の刺激（彼氏もメールもまだ来ない）が潜在意識のフィルター「嫌われる」をとおして顕在意識に届きました。その結果、「今回も嫌われた」という思考をうみます。

ところで、**感情というのは思考の結果です。つまりどうかんがえたかが感情を決定する**というわけです。「嫌われた」とかんがえたので悲しくなったのです。ここでもしも「時間は守るべきだ！　失礼な奴！」とかんがえれば、同じケースでも出てくる感情は怒りでしょう。「事故でもあったのかな？」とかんがえたら、不安な気持ちになるでしょう。

感情を決定するのは思考なのです。そして思考自体が自動思考なのですから、感情までは一直線です。彼氏もメールも来ないという現実を見てB子さんは、悲しくなって落ち込むまではとにかく一直線でほかに選択肢はありません。選択肢が出てくるのは次の「意志」です。

【5】意志

自動思考の結果としての感情をうけて、どうするかを決定する意志の段階です。ここで初めて自分の選択が可能になります。

「嫌われたんだからあきらめよう」とネガティブにかんがえるか、「いや、ちゃんと確認しよう」とかんがえてみるかということです。そもそも嫌われたとかんがえたことに疑問を呈して、「いや、きっと忙しくて返事できないだけだよ！」ともっとポジティブにかんがえてみるという方法もあるでしょう。

いわゆるポジティブ思考ができるのはこの段階です。外界の刺激をうけて最初に出てくる自動思考自体を変えることはほとんど不可能です。ですがこの段階でも、ポジティブにかんがえればそれなりにポジティブな感情とポジティブな結果を生じますから意味はあるのです。「きっと忙しいだけだよ」とかんがえることができれば多少心も穏やかになってきます。

ところがこのポジティブ思考は自動操縦モードではとてもむずかしいのです。自動操縦モードではポジティブにかんがえてみようという有益な決意さえ思い出せないでしょう。

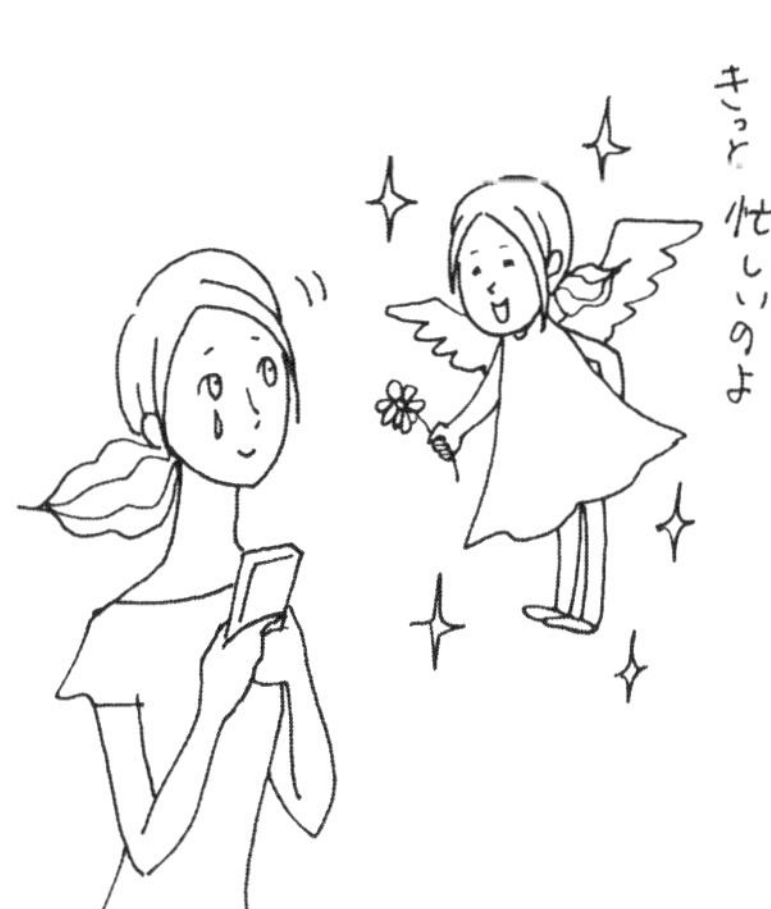

ポジティブ思考するにもある程度マインドフルな状態であることが必要なのです。しかしマインドフルであればポジティブにかんがえるまでもありません。一歩引いた、冷静な視点に立てるのですから、あえてポジティブにかんがえてみることもなく、ネガティブ思考に距離を取ることができます。

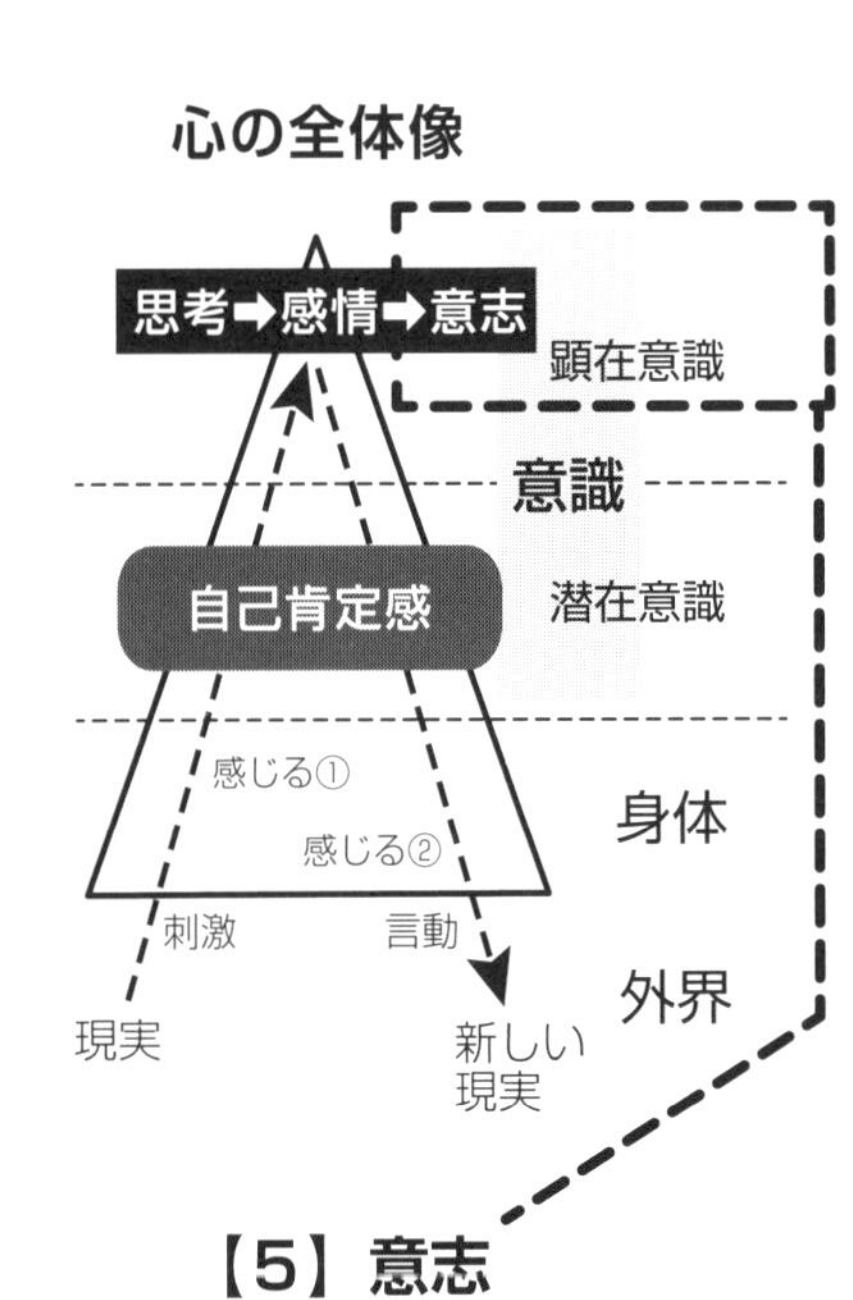

思考と感情に基づき、もしくは逆らって意志を決める段階まで来ました。自動操縦モードであれば破壊的な意志決定をし、それを行動に移せばとても危険です。たとえば、「私のことを嫌いになったの?」と激しく問い詰めてしまい、反発

されて本当に嫌われることになるかもしれません。

【6】潜在意識に新しいかき込みを

彼氏もメールも来ないという現実を見て、嫌われたと思い込んで悲しみ、落ち込み、自分はダメだ、もうあきらめようときめたり、彼氏を問い詰めようとかんがえたり、実際に問い詰めたりすれば、潜在意識はどう思うでしょう？

「ああ、やっぱり自分は嫌われるようなつまらない人間なんだなあ」というネガティブな暗示が潜在意識にさらに加わります。その結果、ネガティブで否定的な自己像が強化されるでしょう。すると、もっと何気ない刺激、たとえば彼

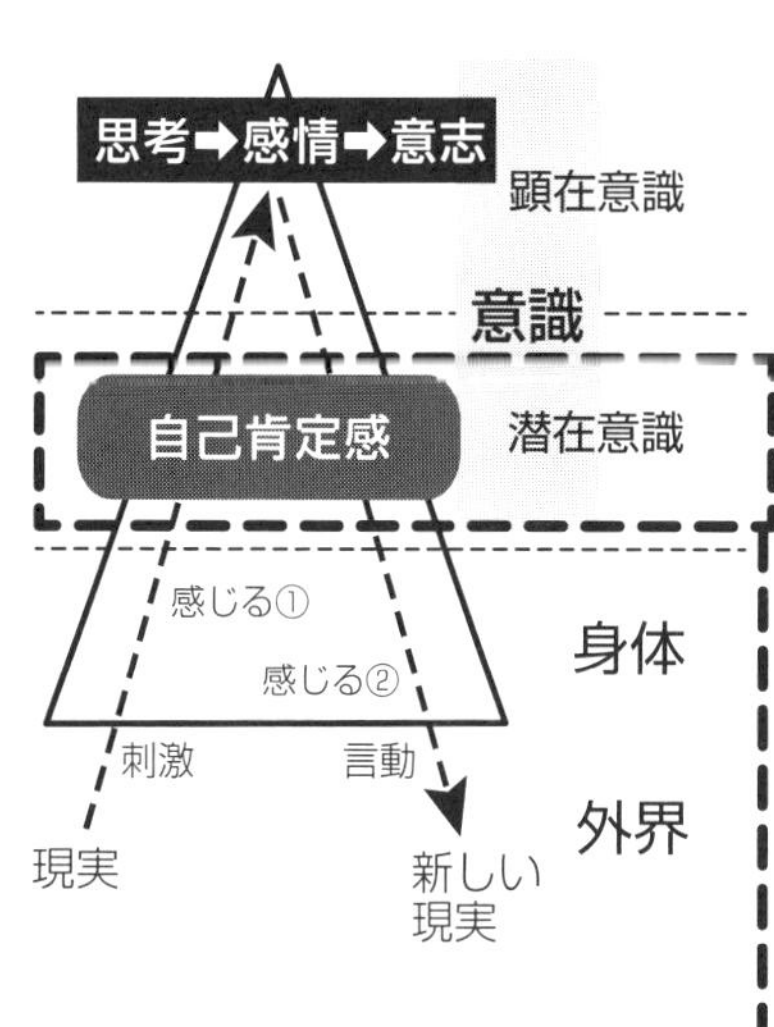

【6】潜在意識のフィルター

氏の些細な一言やしぐさの中に自分を否定する暗示を読み取っていく危険性もあります。

こうなればあとはネガティブスパイラルにはまってどんどん不幸になるばかりです。

【7】心身相関

昔から心身一如と言います。心と身体は一つであり、分けることはできないということです。今風に言えば心身相関です。心は身体に影響しますし、身体もまた心に影響を及ぼします。

悲しみ、落ち込んでいる人であれば、身体もまたその感

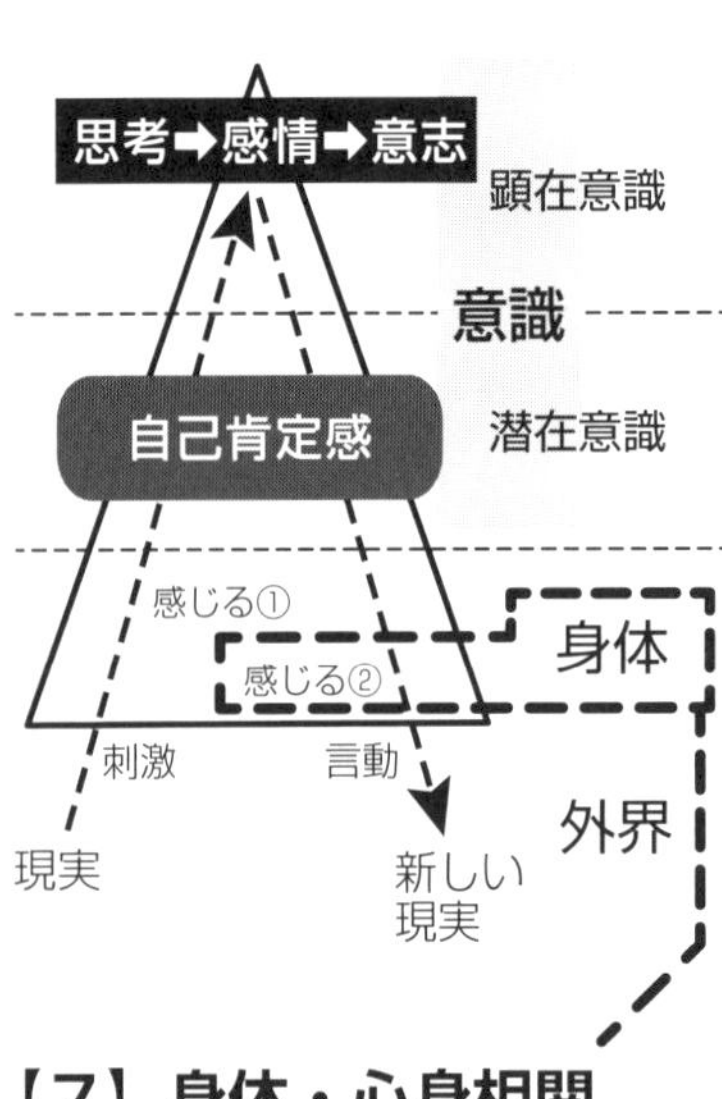

【7】身体・心身相関

情に反応します。脱力感、胃の痛み、あせりによる発汗、肩こりなどの筋肉の緊張、そのほか身体的な変化が発生しているでしょう。その結果、食欲不振、不眠なども発症するでしょう。血圧が上がることもあります。これがいわゆる心身症です。

【8】言動、そして新しい現実

デートをすっぽかされ、メールの返信ももらえなかったB子さん。潜在意識の自己肯定感が弱くて「自分は嫌われる」という信念のもと、「きっと嫌われたに違いない」と思い込みます。次に会ったときには「私のこと嫌いになったの？　ねえ、どうなの？」とねちねちと尋ねるかもしれません。彼氏の浮気を疑って、勝手にケータイを覗き込んだりするかもしれません。

心の全体像

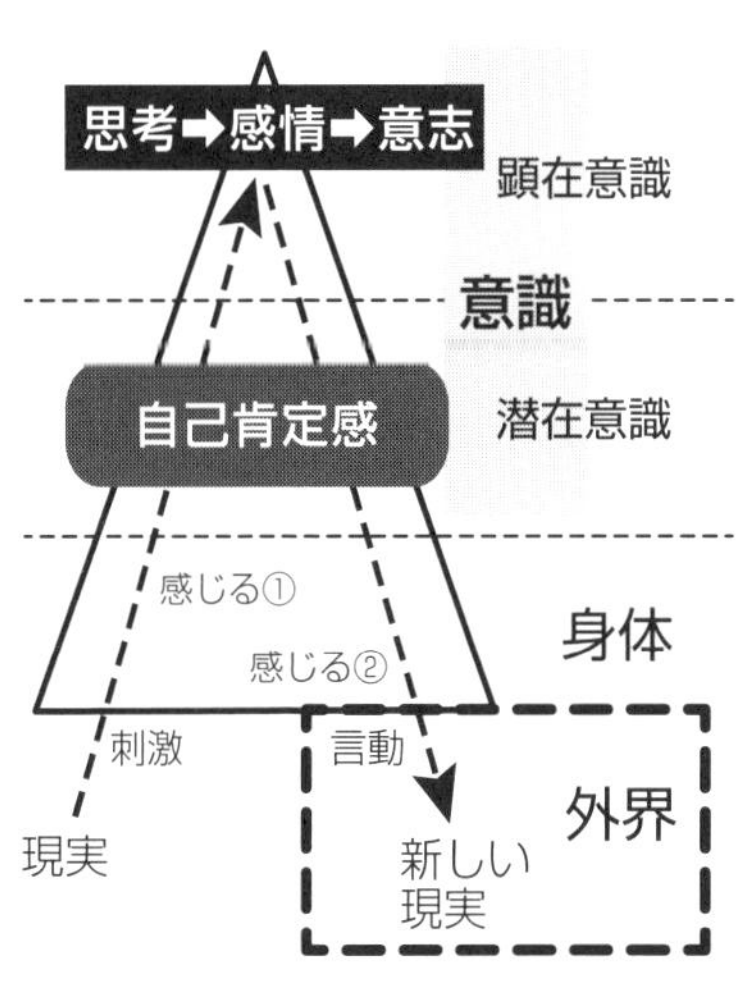

【8】言動・新しい現実

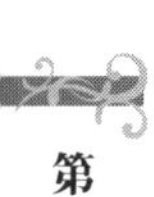

そんな言動が招くのは、本当に嫌われるという新しい現実です。

その新しい現実もまた潜在意識に「自分は嫌われる」という暗示となって上がきされるとともに、新しい刺激となって身体の感覚器官をとおし、潜在意識をとおって思考、感情、意志を創り、身体の反応を引きおこし、さらにつらい現実を形作ります。すると、「自分はみんなに嫌われる」、「もう二度と友達もできない」、「私は決して幸せになれない」などのさらに破壊的な信念をかき加えてしまうかもしれません。すべては自己肯定感が弱く、「自分は嫌われる」という信念が原因です。

つまり、自己肯定感が弱いがゆえにネガティブ思考し、ネガティブ思考するがゆえにさらに自己肯定感を弱めるという悪循環に陥

ネガティブ思考の悪循環

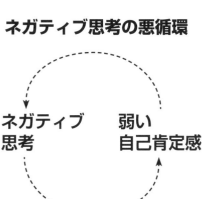

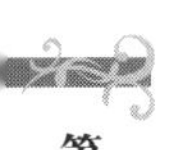
第一部

るのです。
この悪循環から逃れるためにはどうすれば良いでしょう?
ネガティブ思考をとめるか、自己肯定感を強化するかのどちらかです。そして**その両方ともマインドフルネスによって成し遂げられます。**

マインドフルネスによる癒し

マインドフルネスはポジティブ思考のことではありません。しかしマインドフルネスによってネガティブ思考が手放されるので、結果的に前述の悪循環は絶たれます。

自己肯定感を弱くする原因はネガティブ思考ですから、ネガティブ思考が減ることによって自己肯定感も少しずつ強化されます。すなわち、マインドフルに生活することで潜在意識の自己肯定感も強化されるのです。

マインドフルに気付くだけでもネガティブ思考は手放されます。

今まで見てきた全体像を思い出してください。

「外界の現実↓身体↓潜在意識↓思考↓感情↓意志↓潜在意識↓身体↓言動↓新しい現実」

この中のどれでも良いのです。**ハッと我に返った瞬間、すなわちマインドフルネスが起動した瞬間がチャンスです。このチャンスを有効活用し、マインドフルにネガティブ思考を手放すことができたら、潜在意識の自己肯定感が強化されるのです。**

さらに意図的にネガティブをポジティブに修正する工夫をするとさらに効果は倍増します。すなわち、嫌われたに違いないという自動思考を「忙しくて連絡できなかっただけかもしれない」とポジティブにかんがえ、自動操縦モードでネガティブ感情に浸るのをやめ、彼氏を問い詰めたりケータイを覗き見たりするなどの言動をやめる

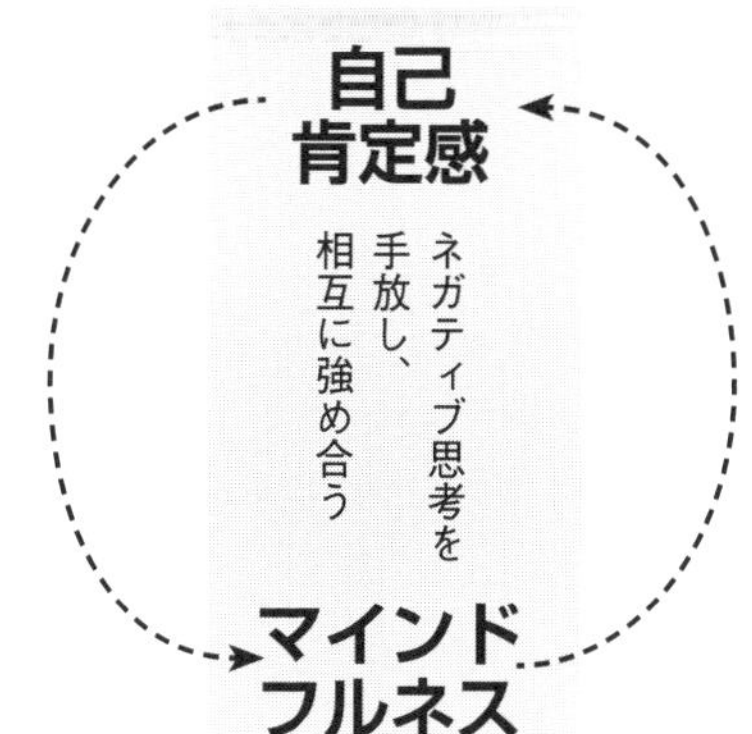
自己
肯定感
ネガティブ思考を
手放し、
相互に強め合う
マインド
フルネス

ことによって、さらに自己肯定感は強くなるでしょう。

外界の刺激をあるがまま感じることができたら、つまり、潜在意識のフィルターをとおさず現実を知ることができたらどんなにかすばらしいことでしょう。

善悪や損得、好きや嫌いといった感情に流されず、潜在意識のフィルターに振り回されずにあるがままの世界を感じることができたら？

彼氏が来なくても、メールの返信が遅れても、きっとそれは何か理由があるのだろうと自然にかんがえることができたなら？

自分の自己肯定感の強さ・弱さには左右されず、不安や悲しみで悩むことがなくなるのできっと楽になることでしょう。

マインドフルネスと身体

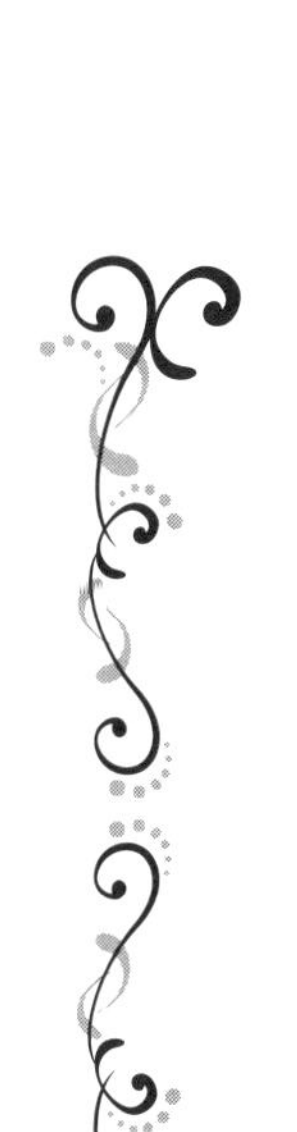

全体像、再び

ここまでマインドフルネスと自己肯定感の話をしてきました。

マインドフルネスとは気付きですから顕在意識です。そして自己肯定感は潜在意識の領域の話です。ここで身体についても触れておきましょう。実は**A：意図的にマインドフルになるトレーニング**、すなわち「今、ここ」を感じるエクササイズは、ほとんど**身体を感じるエクサ**

心の全体像

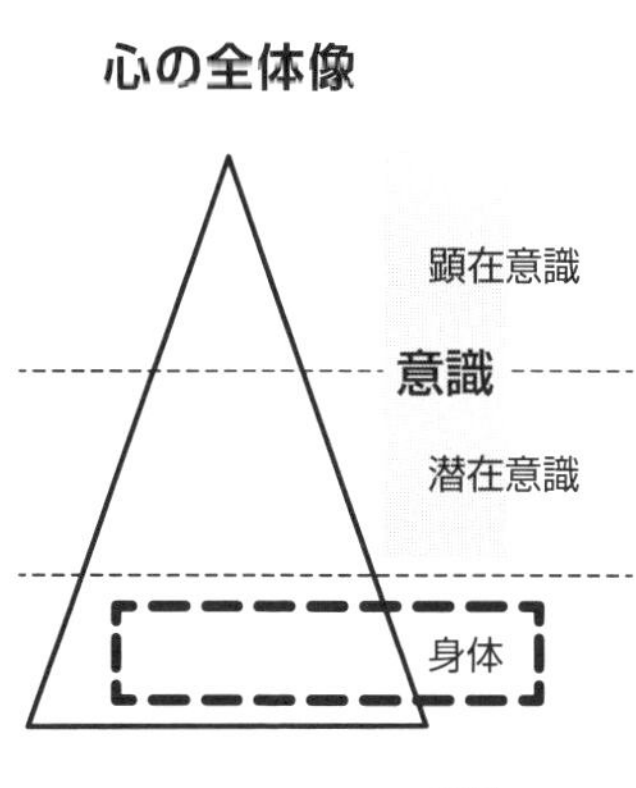

サイズなのです。

たとえば瞑想。これは呼吸を感じることが主となります。漠然と呼吸を感じるといってもとらえどころがないので、呼吸によって動くおなかの動きや鼻をとおる空気の感覚に気付くことから始まります。

身体を感じるとき

身体を感じるとか身体の声を聴くといっても、普段私たちは身体を感じることはほとんどありません。

たとえば胃袋をかんがえてみましょう。中学の理科で習ったとおり、胃はおなかのわりと上のほうにあります。口から入った食べ物が食道（主に胸）をとおって横隔膜を通過して胃に流れ込みます。たとえ理科の知識をわすれていても、そう聞けば胃袋がどの辺にあるかは想像がつくでしょう。

しかし普段、健康な私たちは胃袋の場所を意識することはありません。ましてや食道を感じることはほとんどないでしょう。あるとすれば病気になったときです。食欲がなくなり、胃がもたれたとき。胃炎や潰瘍で胃がただれて激しく痛むとき。

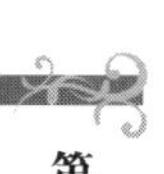

胃液の逆流で食道がただれているときには食道や胃の存在を感じます。しかし健康なときに胃や食道を「感じる」のは困難です。意識して感じようとしてもおそらく無理です。膵臓だとか腎臓にいたってはその存在を実感することはないでしょう。これらの内臓を感じるとしたらよほどのことです。身体の声を聴いていたわってあげることが必要ですね。

意識すれば感じることができるところは感覚のするどい皮膚、そして意図的に動かせる筋肉、関節などです。特に筋肉、関節を感じることは容易です。ためしに右うでを曲げてみましょう。自分が創っているたくましい力こぶをぴくぴくさせながら筋肉の動きに気付くことはだれにでもできるでしょう。

古来、ヨガなどの身体のエクササイズがマインドフルネスのトレーニングとして重用されているのはそのためです。**身体に気付くことでマインドフルネスになれる**のです。

ミニワーク　身体の声を聴く

本を読むとき、スマホを見るとき、知らず知らずのうちに前かがみになって首が凝っていることがありますね。そんなときは少し上を向いてリラックスしましょう。首をまわしたり肩を動かしたりして緊張をほぐしてみてください。目が疲れていればマッサージしたり遠くを見たりしてみましょう。

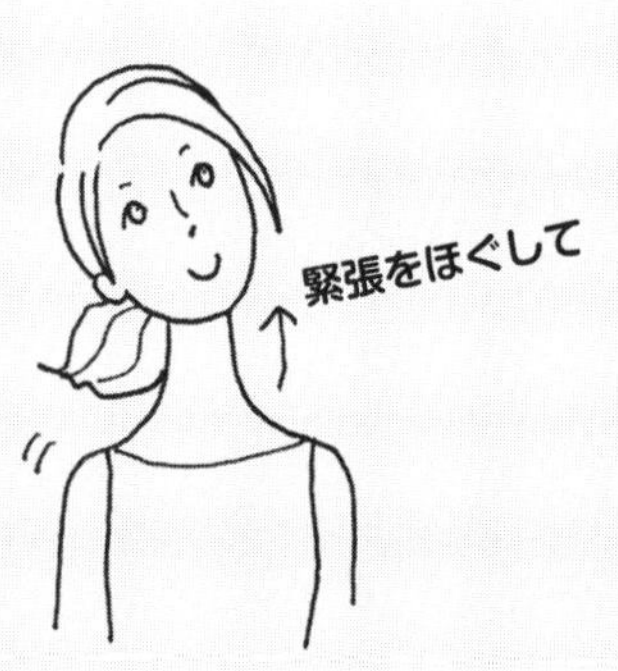

どうでしたか？
首や肩は凝ってましたか？
目が疲れていませんでしたか？
この話題を出す直前まで、ご自分の首や肩の凝り、目の疲れを自覚できていましたか？

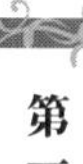

話題が出て初めて自分の疲れに気付いたという方も多いのではないでしょうか？　もしそうなら指摘されるまで身体の声を聴くことなく、身体の不調にも気付けなかったということです。つまりはマインドフルネスではなかったということですね。身体の声に耳を傾けずに無理をすれば、やがては大きな故障につながるでしょう。身体の声を聴き、身体をいたわってあげることは身体のメインテナンスになるとともに、マインドフルネスのエクササイズにもなるのです。

さらには潜在意識の自己肯定感も強化されます。自己肯定感が強い人は自分を大切にできる人です。自分を大切にすることで自己肯定感が強い人になれるのです。

身体を手掛かりとして心に気付く

心に気付くよりも身体に気付くほうがはやいことがあります。

昼休みに市役所に住民票を取りに来たCさんはさっきからイライラしています。駐車場は長蛇の列だったし、受付でもまたされています。昼休みはとうに過ぎました。いつになったら職場にもどれるのだろうか、気が気ではありません。周りにいる人はみんなCさんがイライラしていることに気付いています。さっきから時計を見たり窓口のほうを見たり、眉をひそめて舌打ちをしたりと落ち着きがないからです。Cさんだけはそんな自分の姿に気付いていない様子です。いや、もちろんイライラやあせりは感じていますが、自分がイライラしていることは客観視できていません。そう、マインドフルネスではなく自動操縦モードなのです。そのうち貧乏ゆすりをし始め、椅子がガタガタと音をたてたのでハッと我に返りました。さすがのCさんも自分が貧乏ゆすりをしていることには気が付きました。

イライラという心の状態は客観視できませんでしたが、イライラをきっかけとして始まった貧乏ゆすりには気付いたのです。

貧乏ゆすりという**身体に現れた影響に気付くことでCさんは自分がイライラしていることを客観視できました。マインドフルネスの始まりです。**ここでほっと一息ついて深呼吸できれば「あせってもしょうがない」とかんがえることができてリラックスできるでしょう。つまりマインドフルにイライラを手放せたのです。

もしくは、すぐに自動操縦モードにもどってイライラしだすかもしれません。どちらにしても、あとどれくらいまたされるのかは自分ではコントロールできませ

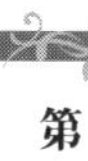

第一部

ん。コントロールできないなら、せめてリラックスして過ごせると良いですね。

こんな状況でマインドフルにリラックスできたのなら、それをきっかけにマインドフルネスがさらに強化されるでしょう。イライラを手放せた自分をほめてあげることができれば自己肯定感も強化されるでしょう。**心を直接感じるよりも、身体の状態に気付くことがマインドフルネスの入り口になることもある**のです。

身体の支配！

先に心身相関とか心身一如の話をしました。心が身体にあたえる影響のことです。緊張すれば発汗したり胸がドキドキしたりもします。心配事があれば食欲や睡眠に影響が出るでしょう。

その逆に、身体の状態が心に影響をあたえることもあります。

身体をもってうまれてきた私たちは身体の支配から自由になることは困難です。ふだんどんなにマインドフルでポジティブな人でも、いったん身体を病んでしまえば、その影響をうけます。頭が痛ければイライラするし、熱があればぼうっとするでしょう。遠い世界の戦争よりも自分の歯痛が重大事なのが人間です。

マインドフルネスを継続できるかどうかにも身体の状態が左右します。極端なことを言えば、昏睡状態や睡眠時など意識がないときには気付きもありません。よってマインドフルネスも期待できません。脳の状態によってマインドフルネスは制限されるのです。

それによく似た状態としてアルコールや薬物で意識がもうろうとしているときもマインドフルネスはむずかしいでしょう。だからブッダは5つの戒めの中に飲酒を入れたのでしょう。熱があったり疲労困憊しているときなどもマインドフルでいることはむずかしいでしょう。そんなときはマインドフルになれない自分をせめず、そういうときもあると自分を許せば良いのです。

ところで、さきほどお酒の話題を出しました。ブッダはマインドフルネスの大敵として飲酒を禁じました。しかしお酒自体には別の効用もあります。リラックスし胸襟を開いて交友するとか、楽しみの範囲で飲酒をすることもあるでしょう。

本格的に人生をかけてマインドフルネスを修行するならお酒は絶つほうが良いですが、普通に生活し、マインドフルネスを日常生活の役に立てる程度であれば必ずしも断酒する必要はないと思います。それはたとえばワクワクドキドキしたくて映画を見たり本を読むときには、マインドフルネスではなく自動操縦モードのほうがむしろ我をわすれて楽しめるのに似ていますね。

第一部のまとめ

マインドフルネスとは「今、ここ」の現実にリアルタイムかつ客観的に気付いていることです。「今、ここ」で見えたもの、聞こえた音、気温や湿度、さわったものの感触といった外界の現実をあるがまま感じることもマインドフルネスです。そしてそれらの外界の刺激をもとに、潜在意識の信念をとおして発生した自動思考、感情、意志、言動に気付くこと、それもまたマインドフルネスです。

『ハッと我に返ったらまたクヨクヨとネガティブにかんがえていた』としたら、ハッと我に返る直前までは自分がネガティブ思考していたという現実には気付いていなかったということです。すなわちマインドフルネスではなく自動操縦モード

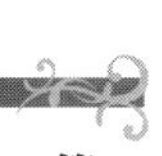

第一部

だったのです。自分の思考、感情に気付くとき、初めて本当の意味で自分の意志でかんがえ、そして自分の意志で語り、行動することができます。すなわち、マインドフルネスがあらゆる問題解決のカギを握っています。

ネガティブな人がネガティブ思考にとらわれてしまい、ポジティブにかんがえることができないのには**3つの原因**があります。そして**その3つに取り組むヒントを提供するのがこの本の役割**です。

一つ目の原因はマインドフルネスが足りないことです。自分がネガティブ思考していることに気付けなければ、手放すための努力はできません。

たとえば怒りを静める方法をいくら知っていても、いざというときに思い出せません。だからまずはマインドフルネスを鍛えるのが良いでしょう。そのための方法、エクササイズには二つの系統がかんがえられます。

A：意図的にマインドフルになる
B：偶然のマインドフルネス体験を活かす

二つ目の原因は潜在意識の自己肯定感の弱さです。自己肯定感が弱い人は、ストレスやトラブルがあるとついネガティブにかんがえてしまいます。日々の生活の中でネガティブにかんがえてしまうと、自己肯定感はさらに弱くなります。だからマインドフルにネガティブ思考を手放すことが大切です。

三つ目の原因は身体の不調です。身体の調子が悪ければクヨクヨしがちです。またマインドフルでいることはむずかしくなります。逆にストレスによって身体の調子を崩します。心と身体は相互に関連し合っていて分けてかんがえることはできません。これを心身相関と言います。身体の声をマインドフルに聴いて身体の調子を整えることはメンタルヘルスのコツでもあります。

第二部ではマインドフルネスを強化し自己肯定感を強め、身体の声を聴いて身体の調子を整える**具体的な方法**を解説します。

第二部　マインドフルネスの実践のすべて

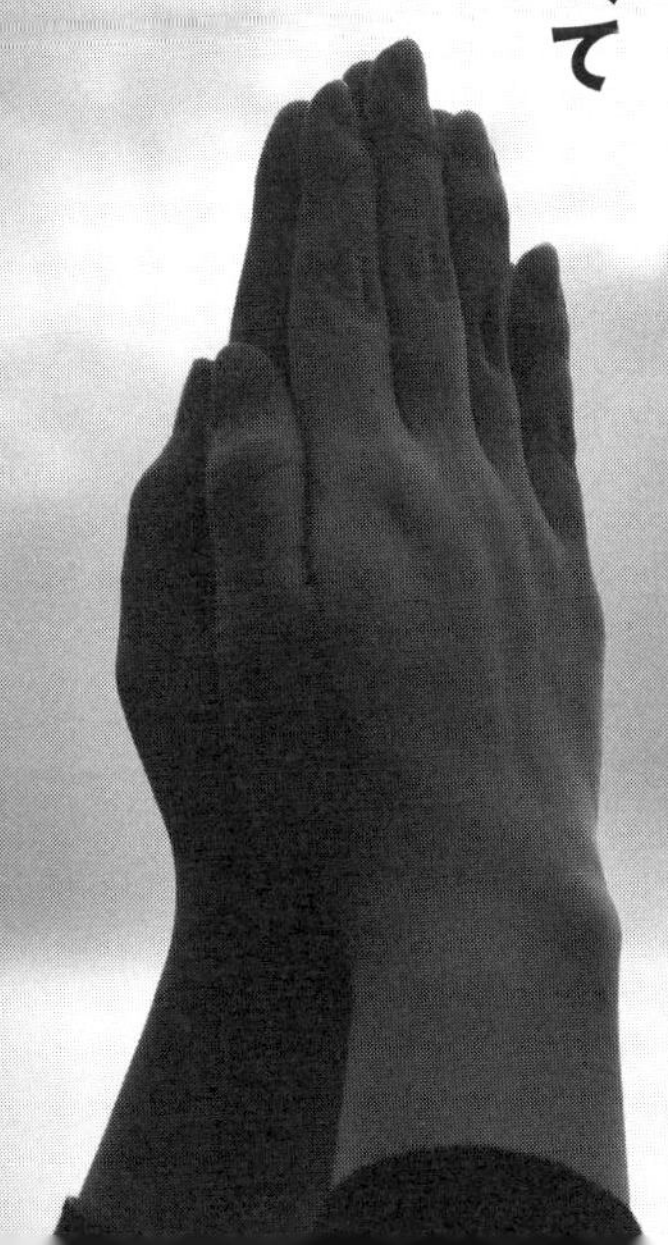

慈悲の瞑想

ここからはポジティブで幸せになるための3つの要素、すなわち、顕在意識のマインドフルネスの強化法、潜在意識の自己肯定感の強化法、そして身体を整えるヒントについて解説します。

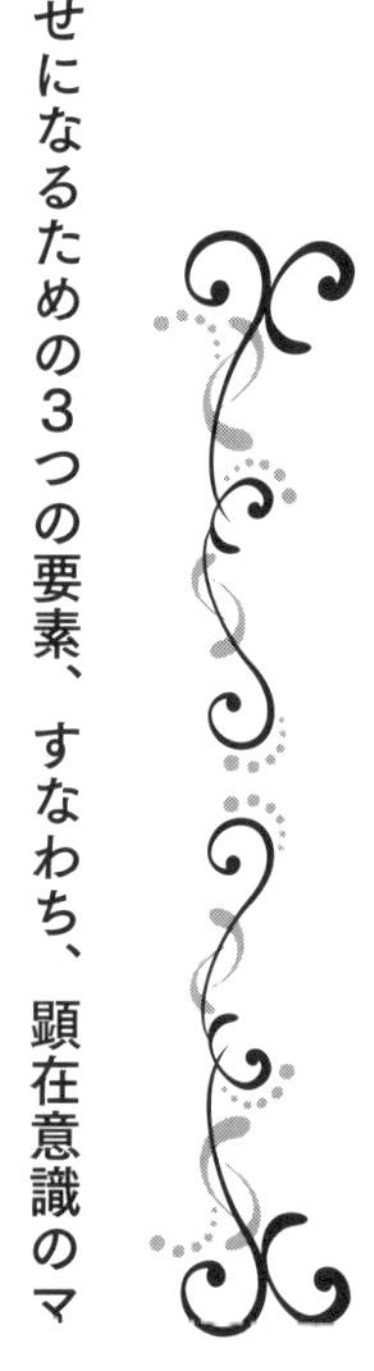

なぜ慈悲の瞑想を？

慈悲の瞑想とは、**生きとし生けるものの幸せを祈ることで自己肯定感を高め、マインドフルネスを強化する瞑想**です。

マインドフルネスとは「今、ここ」の現実をあるがまま感じることです。マインドフルであれば思考や感情もあるがままに感じています。自分の思考や感情を一定の方向に向けて導いていくやり方はマインドフルネスではありません。しかし、間接的にマインドフルネスを強化する効果があるので、多くのマインドフルネス瞑想家たちは呼吸瞑想と慈悲の瞑想を併用しています。私も毎日の呼吸瞑想の前には慈悲の瞑想を行っています。またセミナーなどでも呼吸瞑想の前に慈悲の瞑想を参加者全員で唱和することがよくあります。

本格的な呼吸瞑想のワークの前に慈悲の瞑想を紹介するのはそのためです。

マインドフルネスを強化するコツはマインドフルに時間を過ごすことです。つまり、**マインドフルに何かをするということ自体がマインドフルネスを強化する**のです。したがって、自動操縦モードでぼんやりと慈悲の瞑想をしてもあまり意味がありません。それは自動操縦モードで呼吸瞑想をしても意味がないのと一緒です。

さらに慈悲の瞑想には自己肯定感を強化する効果もあります。

他人を慈しみ、他人の幸せを祈れる人は自己肯定感が強い人です。逆に、他人の幸せを祈ろうとする行為には自己肯定感を強化する効果が期待できるのです。他人

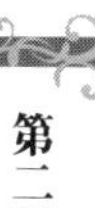

第二部

の幸せを祈ろうとするとき、潜在意識には「他人の幸せを祈る自己肯定感の強い自分」が暗示されます。自己肯定感が強い人だからできることをしている自分もまた自己肯定感が強い人になるということです。

慈悲の瞑想：全文

まずは慈悲の瞑想をご覧いただきます。文章を唱え読み上げて、心を文章に沿わせていきます。

【慈悲の祈り（慈悲の瞑想）】

私が幸せでありますように
私の悩み苦しみがなくなりますように
私の願いごとが叶えられますように
私に悟りの光が現れますように

私が幸せでありますように（3回）

私の親しい人々が幸せでありますように
私の親しい人々の悩み苦しみがなくなりますように
私の親しい人々の願いごとが叶えられますように
私の親しい人々にも悟りの光が現れますように
私の親しい人々が幸せでありますように（3回）

生きとし生けるものが幸せでありますように
生きとし生けるものの悩み苦しみがなくなりますように
生きとし生けるものの願いごとが叶えられますように
生きとし生けるものにも悟りの光が現れますように
生きとし生けるものが幸せでありますように（3回）

私の嫌いな人々も幸せでありますように

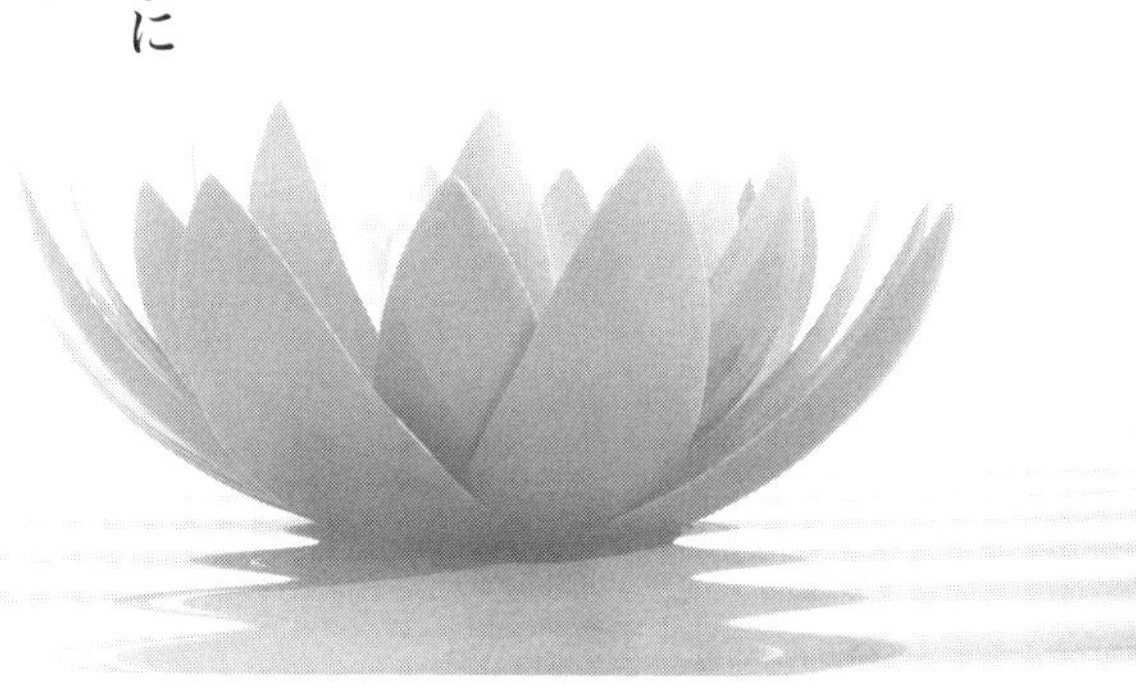

私の嫌いな人々の悩み苦しみがなくなりますように
私の嫌いな人々の願いごとが叶えられますように
私の嫌いな人々にも悟りの光が現れますように
私を嫌っている人々も幸せでありますように
私を嫌っている人々の悩み苦しみがなくなりますように
私を嫌っている人々の願いごとが叶えられますように
私を嫌っている人々にも悟りの光が現れますように
生きとし生けるものが幸せでありますように（3回）

各段落の最後に（3回）とかいてあるのはその一文だけを3回読むということです。たとえば「私が幸せでありますように（3回）」は「私が幸せでありますように、私が幸せでありますように、私が幸せでありますように」と3回つづけて読み上げます。

なぜ私から？「私が幸せでありますように」

慈悲の瞑想の最初の一文です。慈悲とは慈しみの心であり、すべての人々、生きとし生けるものの幸せを祈る心です。ところが私の幸せから始まっています。なぜでしょう？

自己肯定感の弱い人の中にはこんな人がいます。

「私はあるがままの自分を自分では肯定できません。そんな私を肯定してもらうために、私はあるがままの自分を否定していわゆる良い子になります。だから私を肯定してください」

自己肯定感が弱い人が他人の幸せを祈ろうとすると、そこには打算がうまれます。つまり自分を肯定してほしいという気持ちです。だから自己肯定感の弱い人は「ノー」と言うときに罪悪感を感じてしまうのです。

「自分さえ犠牲になれば丸くおさまる」

「自分の欲求を殺して人の言うことを聞く」

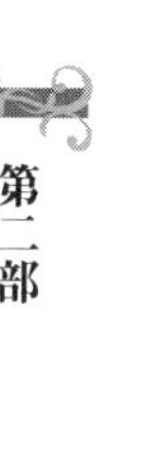

「ほしがりません！」

「いやがりません！」

そんな気持ちと慈悲は違います。


お互いに依存し合う関係になってもだれも幸せになれません。他人の幸せを祈るためには、まず自分が幸せであることが必要です。自分が幸せだから人の幸せを祈れるのです。そこで慈悲の瞑想の最初の文です。私自身の幸せをまず祈ります。どうぞ声に出して読んでみてください。

「私が幸せでありますように」

幸せが実感できますか？

幸せとは何？

幸せとは何でしょう？　人によってそれぞれが感じる幸せは違うでしょう。

「ああっ！　この悩みさえ解消してくれたらどんなに幸せだろう‼」

たとえば、悩み事がある人はきっとこう思うでしょう。

「この痛み、苦しみさえ治ってくれたらほかには何もいらない‼」

病気やけがで苦しんでいる人はきっとこう言うはずです。

悩み苦しみがある人にとっての喫緊の課題は、その悩み苦しみが消えることです。やがて事態は好転します。絶対解決が不可能だと思っていた悩みもときがたつにつれて解決しました。あんなに激しかった痛みも徐々に消え去りました。「あっ！　神様！　ありがとうございます。私は幸せです」と。

しかし、悩み苦しみが消え去ってしばらくたつとどうでしょう？　だんだんと別の欲が出てきます。

「あれもほしい。これもほしい」

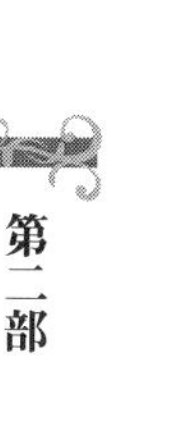
第二部

「こんな夢がかなうといいな」

悩み苦しみがあるうちはそれさえなくなれば幸せだと思っていました。しかし「のど元を過ぎれば熱さを忘れる」のことわざのとおりです。運に恵まれ、努力を惜しまず頑張ればあれもこれも手に入るかもしれません。夢もかなうでしょう。「あぁっ！　神様！　ありがとうございます。私は幸せです」と。

功成り名を遂げて一時は幸せを感じるかもしれません。しかし諸行無常の言葉の通り、形あるものはいつかは崩れ、得たものはいつか失われる危険性があります。そして今度はせっかく得たものを失うのではないかと不安に思うようになるでしょう。そして「もっともっとたくさん手に入れなければ！」と欲にとらわれてしまうかもしれません。

せっかく手放すことができた悩み苦しみでしたが、また新しい悩み苦しみが発生するかもしれません。悩み苦しみをかかえ、欲にとらわれているとき、私たちは幸せを感じるどころかネガティブ思考し、ネガティブ感情に巻き込まれているでしょう。

永続する幸せはないのでしょうか？

ネガティブ思考し、ネガティブ感情に巻き込まれているときにどうするか？　それがこの本の主題、すなわちマインドフルネスでした！　悩み苦しみをかかえ、欲にとらわれてネガティブ思考し、ネガティブ感情に巻き込まれているまさにその瞬間、そんな自分を客観視できたとしたらどうでしょう？　一歩引いた視点に立ち、冷静に自分を客観視するとき、悩み苦しみを手放し、欲から身を引いてほっと一息つけるはずです。それがマインドフルネスです。

ところで悟りの光とは何でしょう？

あるがままの現実をくもりのないまなこで、あるがまま観ること、それが悟りです。そして自分と自分を取り巻く世界をリアルタイムかつ客観的に観るマインドフルネスが悟りそのものです。

慈悲の瞑想の最終の文の悟りの光とはマインドフルネスのことだったのです。

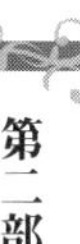

慈悲の瞑想の最初の一段落をもう一度掲載します。

私が幸せでありますように
私の悩み苦しみがなくなりますように
私の願いごとが叶えられますように
私に悟りの光が現れますように
私が幸せでありますように（3回）

悩み苦しみがあるならばその悩み苦しみがなくなることが第一の幸せです。それがかなえば次には願い事がかなうことが幸せになります。しかしなくなった悩み苦しみはいつかもどってきます。せっかくかなった願い事も、いったん手に入れた富もいつかは失われてしまう危険性があります。

だから**悟りの光＝マインドフルネスで心の平安を得る**のです。それが本当の幸せなのです。

私から始まる幸せの連鎖

私は幸せになれました。しかし私の親しい人たちが苦しんでいたら、はたして本当に幸せでしょうか？　きっと私は悲しく感じるでしょう。

たとえマインドフルであったとしても悲しさを感じないわけではありません。その悲しさにとらわれてしまうことがないだけです。親しい人々も幸せであってほしいと願うことでしょう。幸せにしてあげたいと思うことでしょう。

そんなときに、悩み苦しみ、そして欲にとらわれている親しい人たちの幸せを祈れるとしたら、その人は幸せな人でしょう。もしも自分がマインドフルでなければその人たちの悩み苦しみや欲に巻き込まれて共倒れになってしまいます。親しい人たちの幸せを祈れるのはマインドフルに幸せを感じることができる人だけです。

しかし自分自身のマインドフルネスが完成するまでまっていてはいつになるかわかりません。だから慈悲の瞑想では先に私の親しい人たちの幸せも祈ってしまいます。

他人の幸せを祈れるのはマインドフルなときだけです。だから心を込めて、他人

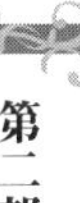

第二部

の幸せを祈る行為をとおして、自分自身のマインドフルネスを確立し強化することができるのです。さらに、心を込めて他人の幸せを祈れるのは自己肯定感が強くて幸せな人だけです。だから心を込めて、他人の幸せを祈る行為をとおして、自分自身の自己肯定感を強化し、幸せを実感することができるのです。「情けは人の為ならず」ですね。

自分自身から始めて親しい人たちの幸せを祈ったら、その尊い祈りを一気に「生きとし生けるもの」にまで広げてください。それはきっとそんなにむずかしいことではないはずです。

ここで二つ目と三つ目の段落を掲載します。心を込めて読んでみてください。もしかしたら胸に熱いものを感じることができるかもしれません。

私の親しい人々が幸せでありますように
私の親しい人々の悩み苦しみがなくなりますように

私の親しい人々の願いごとが叶えられますように
私の親しい人々にも悟りの光が現れますように
私の親しい人々が幸せでありますように（3回）

生きとし生けるものが幸せでありますように
生きとし生けるものの悩み苦しみがなくなりますように
生きとし生けるものの願いごとが叶えられますように
生きとし生けるものにも悟りの光が現れますように
生きとし生けるものが幸せでありますように（3回）

嫌いな人の幸せを祈れますか!?

ところがここで私が嫌いな人が出てきます。嫌いな人や私を嫌っている人の幸せなんか本当に祈れるのでしょうか？　それどころか「不幸になれ」とまでかんがえてしまうかもしれません。幸せなとき、人は微笑みます。嫌いな人が微笑んでいるところを想像してみましょう。

第二部

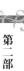

とてもイメージできませんか？

では、最初からものすごく嫌いな人を想定して幸せを祈るのではなく、ちょっと苦手な人くらいから始めてはいかがでしょうか。

私が嫌いな人にも大切な人がいるでしょう。また、その人を愛している人もいるでしょう。私が嫌いな人は、私には微笑まなくても、その大切な人に対してはきっと微笑んでいるでしょう。私とは関係がないけれども、どうか幸せになって微笑んでいてください。そう願うことはできそうです。

どうしてもイメージできないときは、言葉だけでも良いので呟いておいてください。嫌いな人の幸せを祈るなんてものすごくむずかしいことなのですから、最初はできなくて当然です。あきらめずにチャレンジしてください。

そしてもう一度言いますが、最初はちょっと嫌いくらいの人から始めてください。最初からものすごく嫌いな人でチャレンジするとくじけます。

慈悲の瞑想の４段目を掲載しておきます。

私の嫌いな人々も幸せでありますように
私の嫌いな人々の悩み苦しみがなくなりますように
私の嫌いな人々の願いごとが叶えられますように
私の嫌いな人々にも悟りの光が現れますように
私を嫌っている人々も幸せでありますように
私を嫌っている人々の悩み苦しみがなくなりますように
私を嫌っている人々の願いごとが叶えられますように
私を嫌っている人々にも悟りの光が現れますように
生きとし生けるものが幸せでありますように（3回）

あなたが嫌いな人やあなたを嫌っている人の幸せまで祈って、本当に生きとし生けるものの幸せを祈ったことになるのです。マインドフルに慈悲の瞑想を唱えることができたとき、あなたのマインドフルネスと自己肯定感は格段に強化されることでしょう。

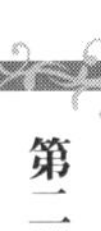

慈悲の瞑想の活用法のヒント

生きとし生けるものの幸せを祈る慈悲の瞑想について解説しました。

私たちはともすれば自分をせめがちです。そんな自分から離れ、マインドフルに微笑み、そして慈悲の瞑想を唱えましょう。

親しい人たちが幸せそうに微笑んでいるところをイメージして唱えましょう。できれば嫌いな人や自分を嫌っている人の幸せも祈りましょう。彼らが幸せそうに微笑んでいるところがイメージできると効果はさらに増すでしょう。

慈悲の瞑想は呼吸瞑想など、マインドフルネスを強化するエクササイズの前に唱えるのが効果的です。そのほかにも折に触れ、思い出したときに唱えると良いでしょう。時間がないときは「私が幸せでありますように」や「生きとし生けるものが幸せでありますように」だけ唱えても効果があります。

これから人に会うときには、その人が幸せそうに微笑んでいるところをイメージしながら唱えるのはいかがですか？　「○○さんが幸せでありますように」と唱えてからその人と会えば、今までとは違って心が通い合う経験ができるかもしれませ

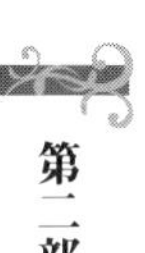

ん。苦手な人、嫌いな人に会わなくてはいけないときにも試してみましょう。新しい関係が始まるかもしれません。バスや電車に乗ったら、乗り合わせた人たちのために祈るというのはどうですか？　明日の朝、出勤（通学）したときに、同僚や同級生のために祈ってみるのも良いでしょう。

何のために？　あなた自身がマインドフルネスを鍛え、自己肯定感を強化し幸せになるためにです。

Ａ：意図的にマインドフルになるエクサイズ

ＡとＢ　二つのエクササイズとは？

マインドフルネスを鍛える方法は大きく分けて二つの系統がかんがえられます。一つ目はゆとりがあるときに「今、ここ」で意図的にマインドフルになり、マインドフルでありつづけようとすることです。それを便宜上「**Ａ：意図的にマインドフルになる**」系統のエクササイズと呼びます。

そしてもう一つはたまたま偶然に訪れてくれたマインドフルネスの体験を有効活用する方法です。それが「**Ｂ：偶然のマインドフルネス体験を活かす**」系統のエクササイズと呼びます。この二つはお互いに補完し合い、効果を補強し合います。

第一部の「マインドフルネスと身体」の中で身体を感じるミニワークをしていただきました。このミニワークのように、今からマインドフルネスのエクササイズをするときめてマインドフルネスに入っていくエクササイズが**A：意図的にマインドフルになるエクササイズ**です。

この章では主に**A：意図的にマインドフルになるエクササイズ**を解説します。

何に気付くのか？

マインドフルネスとは「今、ここ」の現実に対するリアルタイムの気付きです。「今、ここ」の現実には外界の現実のほか、それによって引

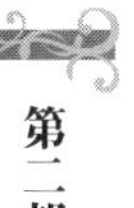

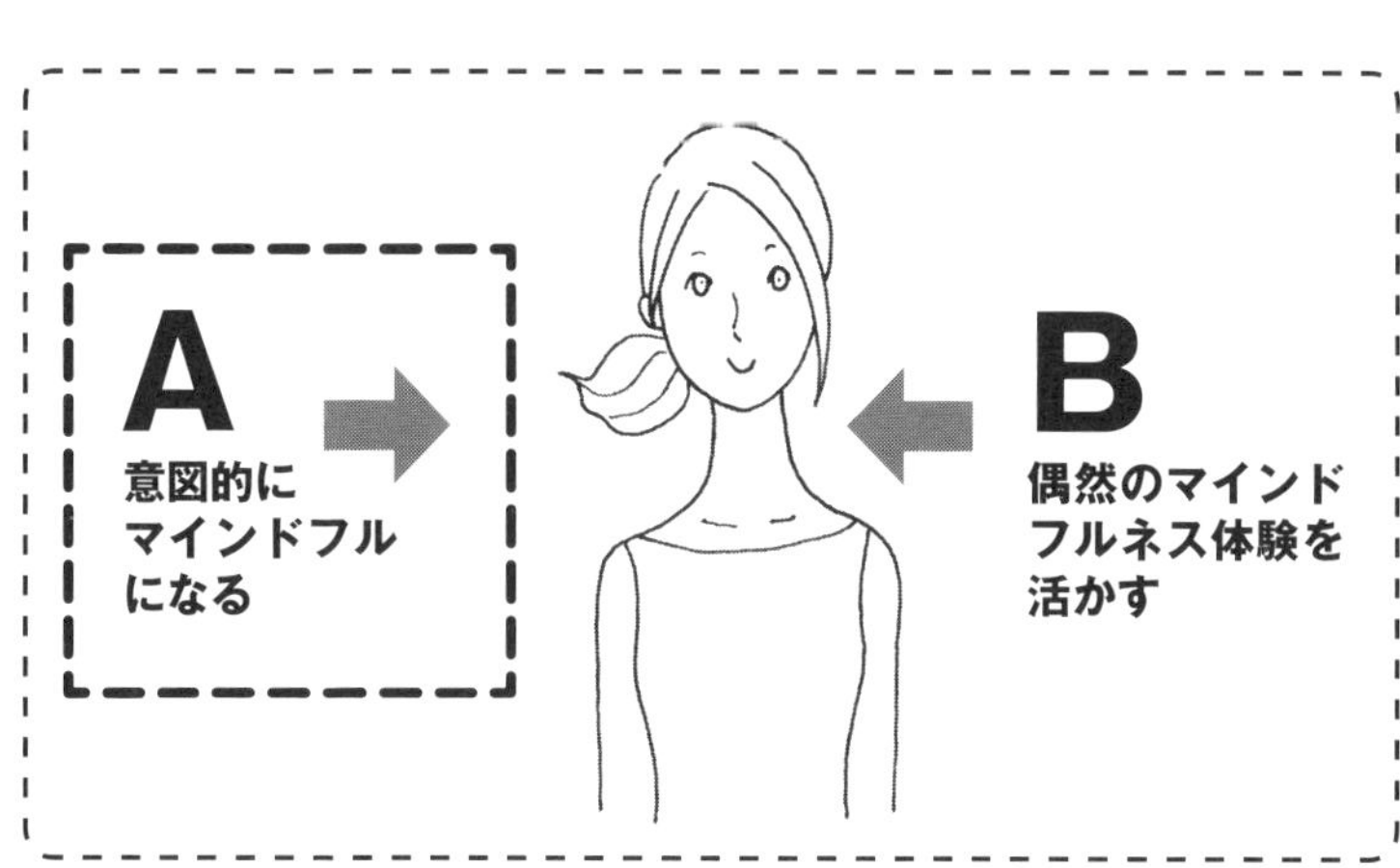

きおこされた思考、感情、意志、身体の反応や言動なども含まれます。

外界の現実をあるがまま感じることができれば理想ですが、自動操縦モードであれば、思考から言動まで一直線でしょう。その中のどこで「ハッ！」と気付きが入ってもマインドフルネスです。

とはいえ、エクササイズとしてはどこかにターゲットを絞る必要があります。ターゲットが散漫だと気付きもあやふやになります。気付きのターゲットとしては最初は思考や感情ではなく、外界や言動、身体のほうがとっつきやすいでしょう。まずは外界に気付いてみます。

外界に気付く

あなたは今、この本を読んでいます。あなたがこの本を読んでいることに気付いていればマインドフルネスです。

はたしてあなたはマインドフルネスだったでしょうか？　おそらくは本を読み、理解することに集中していて本を読んでいる自分は客観視できていなかったでしょう。この瞬間から意図的にマインドフルネスのエクササイズを始めましょう。

この本を開いたまま、あなたの周りにどんな音がしているか気付いてください。

そして音を聞いている自分に気付いてください。今までは聞こえていたけれど気付かなかった空調の音とか、近くを走っているバイクの音、近所の子供の遊ぶ声などさまざまな音に気付けると思います。

ここで確認です。音に気付いていることがマインドフルネスではありません。マインドフルネスとは自分が音を聞いていることに気付いていることです。

「音」
「自分は音を聞いている」

そう呟いてみてください。もしくは心の中で唱えてみてください。そう呟くことで客観視が深まり、維持できます。それが**ラベリング**です。

私もこの原稿を書いているタイミングで同じように耳を傾けてみました。すると鳥が鳴いているのに気付きました。そこで、キーボードやモニターから目を離し窓の外を見てみました。すると目の前には桜の木。今は夏なので葉が青々としている

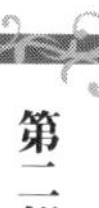

その枝に一羽の雀がとまってピッピーと鳴いているのが見えます。やがてもう一羽の雀が来て二羽で楽しそうに語り合ったり飛び回ったりし始めました。しばしその雀を見て、その鳴き声を聞いていました。最初はマインドフルでしたがやがて気付きがあやふやになってきます。雀たちが繰り広げるドラマを見ている自分という気付きが失われつつあります。それはあたかも面白い映画に没頭し、我をわすれて見入っているようなものです。

「雀」
「私は今、雀を見ている」

そうラベリングすることで気付きが強くなり、マインドフルネスにもどりました。映画を楽しむように、雀のドラマを楽しむのならばマインドフルネスである必要はありませんが、ここはマインドフルネスのエクササイズですから気付きをもどしておくことにしました。

ミニワーク　眺める瞑想 —— 外界に気付く

さて、みなさんもここで本を閉じて窓の外を見てみましょうか？　窓がない部屋ならデスクの上、壁、天井などどこでも構いませんので見てみましょう。そしてそこにあるものを一つ選び、じっと見つめてみます。ただし、自分がそれを集中して観ているという気付きを失わないことが肝要です。

たとえばそれが壁にかざった絵だとしたら、「絵」とか「私は今、絵を観ている」と呟いてみましょう。気付きが強化されてマインドフルネスが長つづきします。どうぞ1～2分、この本を置いて実際にやってみてください。

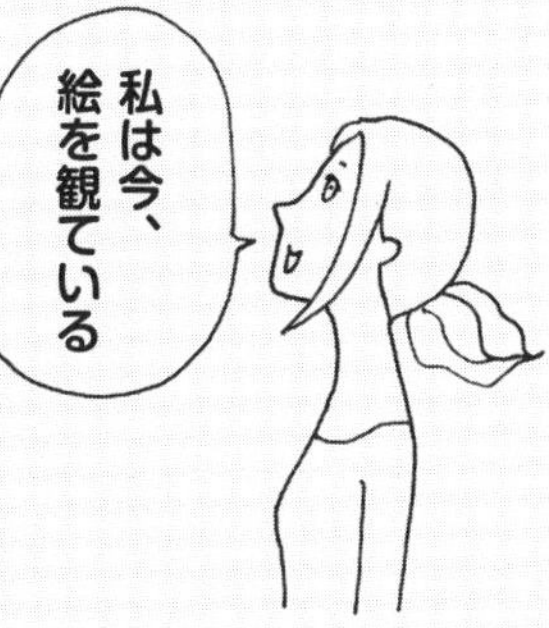

いかがでしたか？　マインドフルな気付きを保てましたか？

あなたがまだマインドフルネスに取り組んだことがなければ、マインドフルネスを継続するのが結構むずかしいことだと気付けたことでしょう。

ミニワーク　身体の動きに気付く

マインドフルネスと身体の項ではミニワークとして身体に気付いていただきました。この本を置き、首や肩を感じて凝っていたらほぐすというエクササイズでした。

このように身体を感じ、身体に気付くことはマインドフルネスの良いエクササイズになります。たとえばヨガやストレッチ、筋トレなどは、身体を動かしながら動きの対象となる筋肉や関節に気付きを向け、さらに気付きを向けていることにマインドフルに気付くことで、マインドフルネスのエクササイズとすることが可能です。

もしそこにダンベルがあればそれを使ってみましょう。なければ水の入ったペットボトルでも少し重めの本でも結構です。もしかしたらこの本は軽過ぎて実感しづらいかもしれません。それを右手にもち、だらりとうでを下げます。肘の位置を固定し、少しずつ肘を曲げてダンベルやペットボトルをもち上げていきます。ちなみにこのときにはたらいているのは上腕二頭筋（腕の前の筋肉）です。

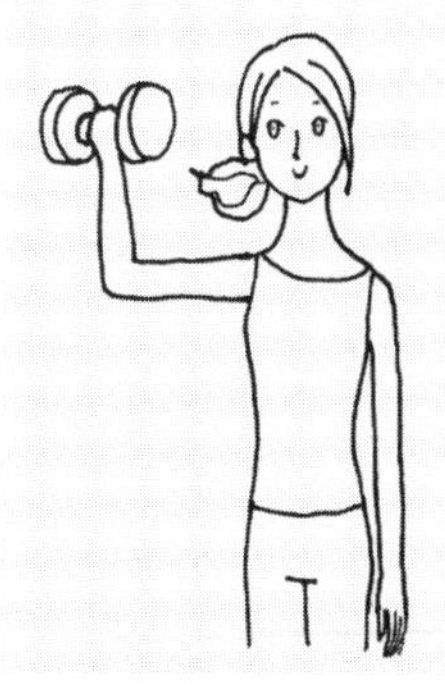

あなたは次のどのやり方でこのエクササイズをやっていただきましたか？

1 特に注意を払うことなく、もしくは何か別のことをかんがえながら
2 上腕二頭筋に注意を集中して
3 上腕二頭筋がポパイのように、たくましく膨れ上がっているイメージで
4 上腕二頭筋に注意を集中している自分に気付きながら

1では筋トレの効果は少ないでしょう。それどころかけがをする危険性もあります。筋トレの効果を期待するなら2でOKです。もしも3なら、筋トレの効果は最大限になるでしょう。ただしそれがマインドフルネスのエクササイズとなるかどう

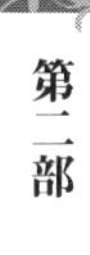

かは別問題です。

「私は今、うでを曲げている」
「上腕二頭筋に気付いている」

そうラベリングしておきます。その客観的な気付きがあれば筋トレがマインドフルネスのエクササイズに変貌します。

同様にヨガやストレッチでも動いている筋肉やストレッチされている筋肉に注意を向け、さらに注意を向けていることに気付きつづけることがマインドフルネスのエクササイズになります。実はヨガはもともとマインドフルネスのエクササイズなのです。ただし、マインドフルな気付きを失えば健康体操になってしまいます。逆に言えばマインドフルな気付きがあれば、すべての行動はマインドフルネスのエクササイズになります。

ただし、同時にたくさんの筋肉の状態に気付くのはとてもむずかしいです。最初は一つの筋肉、一つの関節、一つの皮膚感覚に絞るほうが良いでしょう。

たとえば歩くこと！　たくさんの筋肉、関節の共同作業です。歩くことでマインドフルネスを鍛えるのはとてもすばらしいエクササイズです。しかし多くの筋肉や関節に同時に気付くのは至難の業です。

ミニワーク　歩きの瞑想

大昔、私たちは歩くことに格別の注意を払って集中していました。どのくらい昔かというと、1歳のころです。そう、初めて歩くときです。まっすぐ立っているのが精いっぱいで、最初の一歩を前に出し、バランスを崩してはしりもちをついていたあのころです。一歩踏み出すごとに細心の注意を払いました。

そのうちに歩くのが上手になれば歩くことには注意を払わなくてもよくなり、意識の外に追いやられます。目的地につくまで自分が歩いているという自覚はなくても、無意識でも歩けています。今ではスマホをいじりながら、考え事をしながらでも歩けます。時間を有効に使うという目的からすれば問題はありません。ときには人にぶつかったり溝に落ちたりしてけがをするかもしれませんが……。

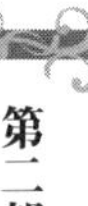

第二部

しかし、歩きながらスマホをいじったり考え事をするのではなく、歩きながら歩いている自分に気付く！　それだけでもずいぶんと心が落ち着いてきます。心が「今、ここ」にもどるからです。それがマインドフルネスです。

無意識でもできることを意識的に行い、しかもそれに注意を向けていることがマインドフルネスのエクササイズになります。その意味で先人たちは歩きをマインドフルネスのエクササイズに活用してきました。これが「**歩く瞑想**」です。

歩いていることに気付きながら歩くのが歩く瞑想ですが、その気付きにもいろいろな段階があります。歩いていることに気付いているという段階から、足にかかっている圧力の変化にリアルタイムに気付いている段階までいろいろとあるでしょう。

まずはスマホをポケットにもどし、非現実の世界をさまよっている思考を「今、ここ」にもどし、自分が歩いていることに気付きましょう。歩いていることに気付きながら、もしくは目の前に広がる風景を楽しみながらゆっくりと歩いてきてください。それがマインドフルネスを確かめる「歩く瞑想」の第一歩です。マインドフルネスに初めて触れる方はここまでで十分です。

歩くことをとおして「今、ここ」にもどったら、今度はもう少し気付きを細分化して深めていきます。

右足が着地したら右足が着地した感触を確かめて「みぎあし」もしくは「みぎ」とラベリングします。左足が着地したら「ひだりあし」、「ひだり」といった要領です。

ラベリング！

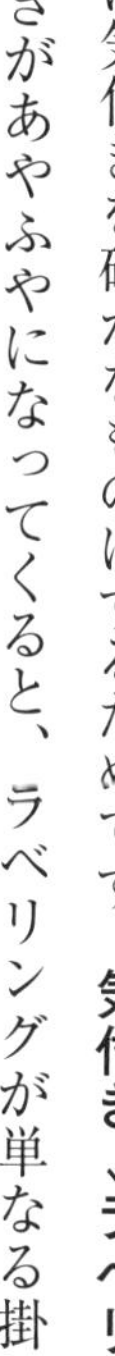

ラベリングするのは気付きを確かなものにするためです。**気付き↓ラベリング**です。だんだんと気付きがあやふやになってくると、ラベリングが単なる掛け声に

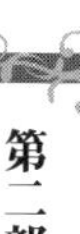

なってきます。そのころにはマインドフルネスはどこかに失われています。だから、心の中の作業量としては着地したことを感じて気付くのに9割くらいを使い、あとの1割でラベリングするくらいの気持ちでいてください。

ためしに10歩くらい歩いてみますか？

「みぎ」、「ひだり」
「みぎ」、「ひだり」
「みぎ」、「ひだり」……

どうです？　結構大変でしょう？

一つ一つ気付きを確認してラベリングするとしたら、かなりゆっくり歩かないとむずかしくなるでしょう。少しはやくなるとすぐに気付きは失われてしまい、行進の掛け声になってしまいます。

ここからはさらに微細な感覚をゆっくりと味わっていきます。

まず両足で立った状態から、少しずつ左足に重心をかけていきます。このときは左足に体重がかかっていく様子を足の裏の圧力の感覚で感じていきます。99％くらいまで左足に圧がかかったら、おそらく右足はほとんど浮き上がっていることでしょう。そこで気付きを確認する意味で「圧」とラベリングしておきます。

そこで右足に注意を移します。ほとんど浮き上がっている右足のつま先が地面から離れる瞬間に気付きます。つま先が浮き上がって右足にかかっている圧が0になったら、すかさず「離れた」、「浮いた」とラベリングしてマインドフルネスを確かめます。

浮いた足は前に進んでいきます。このときはゆっくりと動いていく右足の移動を感じつつ、「移動」、「動いた」などとラベリングします。

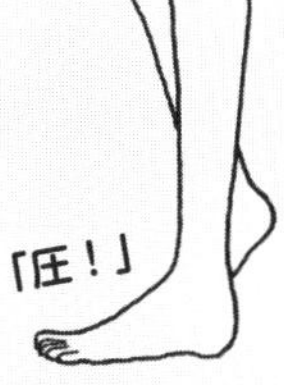

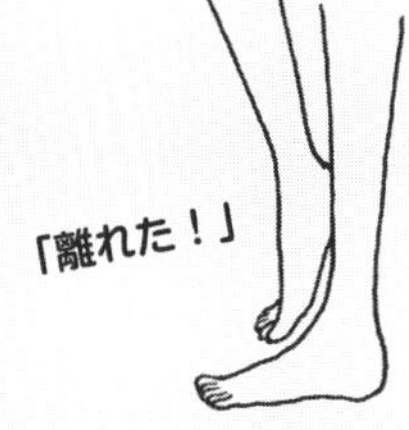

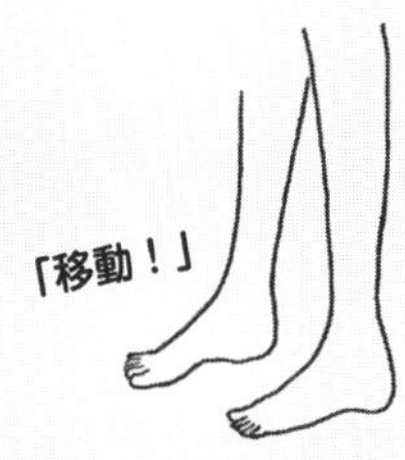

第二部

右足が地面に着地したら、「ついた」、「着」などとラベリングします。

そのあと、少しずつ体重を右足にかけていきます。重心が右足に移ります。そして体重の99％が右足にかかったときに足裏にかかっている圧力を感じて「圧」とラベリングします。

そこで左足に注意を移します。そのときには左足はほとんど浮いているでしょう。じわじわと浮かしていき、離れた瞬間に離れた感触を確かめながら「離れた」とラベリングします。

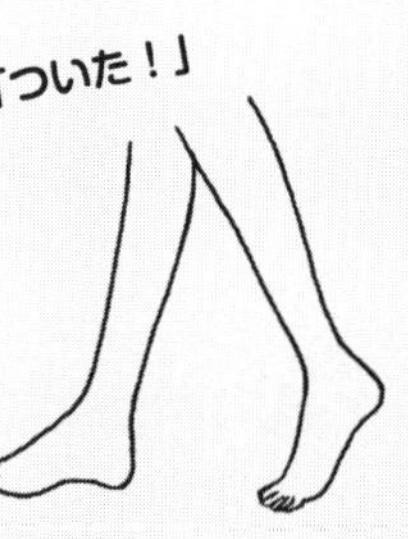

これで一歩です。

一歩にかける時間は人それぞれです。私は一歩に20～30秒くらいかけます。その間、自分が歩く瞑想をしているという気付きを保ちます。

呼吸に気付く

マインドフルネスといえば呼吸です。**呼吸に気付くことによって「今、ここ」にとどまるのはマインドフルネスの基本**になります。いわゆるマインドフルネス瞑想といえば呼吸を感じる**呼吸瞑想**をさすこともあります。

歩く瞑想は動きがダイナミックな分、身体の感覚に気付くのは比較的容易です。呼吸瞑想はもう少し微細な動きになります。その意味で呼吸に気付くのはむずかしいとも言えます。

呼吸瞑想といえば、何か特定の呼吸法を思い浮かべるかもしれません。たとえば4秒で吸って4秒とめ、8秒で吐くとか、腹式呼吸とか、鼻を片方ずつおさえて呼吸するなどの呼吸法のテクニックを習得された方もおられるでしょう。

もちろん、どんな呼吸法であれ、それをしている自分に気付いていればマインド

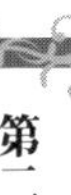
第二部

フルネスです。ただ、マインドフルネスとは「今、ここ」のあるがままの現実をあるがまま感じることです。

だからマインドフルネス瞑想における呼吸瞑想は普段どおりの自然な呼吸を観察していくことになります。

ミニワーク　呼吸瞑想――実際に呼吸を観察しましょう！

おなかに手をあてて普段通りの普通の呼吸をしてください。

おなかが動いているのに気付けましたか？

多くの人は息を吸えばおなかが少し膨らみ、そして息を吐けばへこんでいくのに気付けたことと思います。もしかしたら逆かもしれませんがそれはそれで構いません。そのままあるがままの自然の呼吸をつづけてください。

ほとんどおなかが動かずに気付けなかった方は、ここでは少し大きめに呼吸しても構いませんのでまずはおなかの動きに気付いてください。

おなかが膨らんでいることに気付いたら、「膨らんだ」または「ふくらみ」などとラベリングしておきます。へこんだことを確認して「へこんだ」、「へこみ」とラベリングして気付きを強め、マインドフルネスを確かなものにします。

このとき、心の中の配分は「感じる＝90％」で、「ラベリング＝10％」です。感じることが主になります。

「ふくらみ」
「へこみ」
「ふくらみ」
「へこみ」……

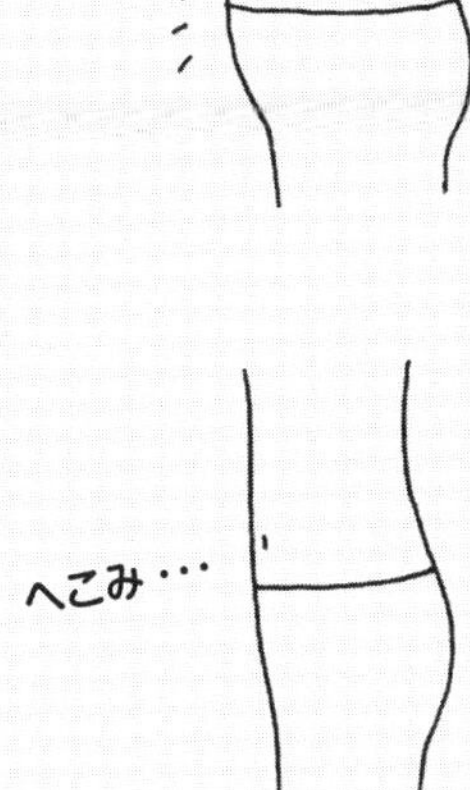

呼吸と呼吸によるおなかの動きにきちんと集中できたら、いったん思考はとまります。ラベリングは思考ですから思考がなくなるというのは正確ではありません。しかしラベリング以外の思考はほとんど0になります。

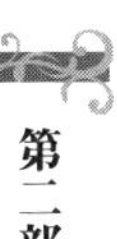
第二部

ところが、呼吸を感じているというのは結構退屈な作業です。人の心は退屈を嫌いますから、そこで何かかんがえ出します。

「おなかすいたな」
「おしりがかゆくなってきたな」
「うまくできてるかな」
「こんなことしてて効果があるのかな」

いろんなことが頭の中に浮かんできます。多くはたあいもない雑念が多いのですが、放っておくといつのまにか思考が思考をうんで連鎖反応のように雑念にとらわれてしまいます。やがて心が「今、ここ」から完全に離れると、心配事を引っ張り出して不安になったり、過去の後悔や他人への不満、はては自己嫌悪まで出てくる危険性もあります。

呼吸瞑想の最中に出てくる思考はすべて雑念です。ここではマインドフルネスのエクササイズと割り切ってすべて棚上げにして（あとでかんがえることにして）呼吸に集中をもどします。

「ふくらみ」

「へこみ」

「ふくらみ」

「へこみ」……

「あっ！　あれやらなきゃ！」

「そうだ！　いいこと思いついた!!」

瞑想中は潜在意識にアクセスしますから、わすれていたことが出てきたり、また突然すばらしいアイデアが浮かんだりすることもあります。かくいう私も呼吸瞑想の途中でかきかけの原稿のつづきを思いついてしまうことが多いのです。

心が「今、ここ」を離れると…

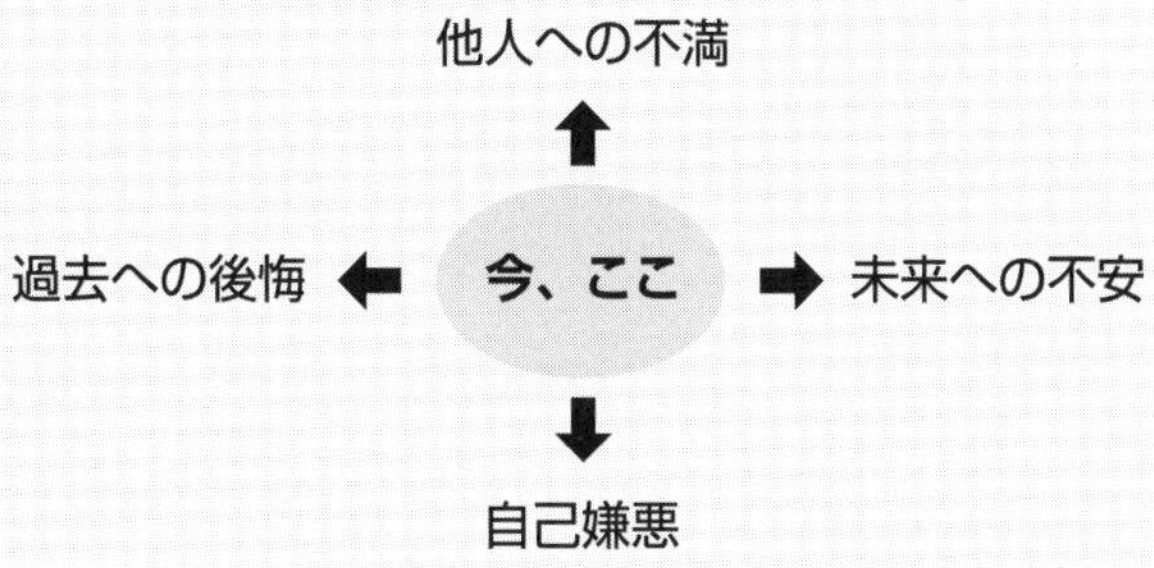

他人への不満

過去への後悔　←　今、ここ　→　未来への不安

自己嫌悪

しかしそこは呼吸瞑想、呼吸に気付くエクササイズの真っ最中です。どんなにすばらしいと思われるアイデアが出たとしても、この場ではすべて雑念です。「雑念」とラベリングして棚上げし、呼吸を感じることに集中をもどすことが肝要です。

（棚上げ＝あとでかんがえることにする）

「ふくらみ」
「へこみ」
「ふくらみ」
「へこみ」……

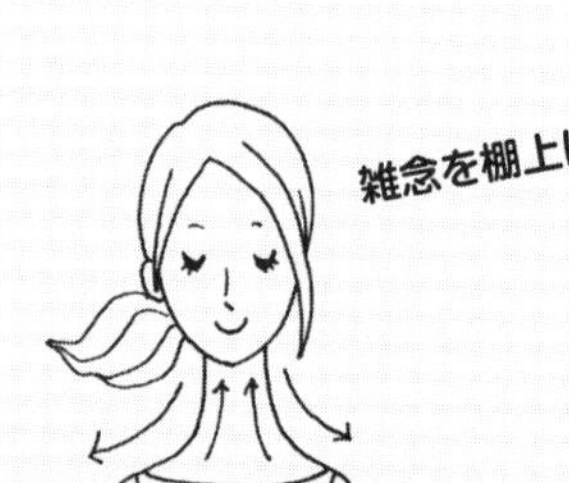

呼吸瞑想のポイントをもう一度まとめておきます。
呼吸に集中すると思考（雑念）が消えます。ところがやがて雑念が発生します。雑念に気付いたら「雑念」とラベリングして棚上げし、呼吸にもどります。やがてまた雑念が発生するのでまた「雑念」とラベリングし……、あとはこの連続です。

呼吸を感じるマインドフルネス瞑想をすると、かえって雑念がふえてしまったという人がいます。

違います。今まで気付かなかった雑念に気付くようになったのです。今まで気付かなかった雑念に気付くのがこの瞑想の目的の一つです。

今までは自動操縦モードでネガティブ思考に巻き込まれていました。ポジティブにかんがえよう、怒りをぶつけないようにしようとしてもできなかったのはネガティブ思考している自分に気付かなかったからでした。ネガティブ思考を手放すためには、まず自分がネガティブ思考していることに気付く必要があります。呼吸瞑想はそのための練習なのです。ネガティブ思考の連鎖の中で

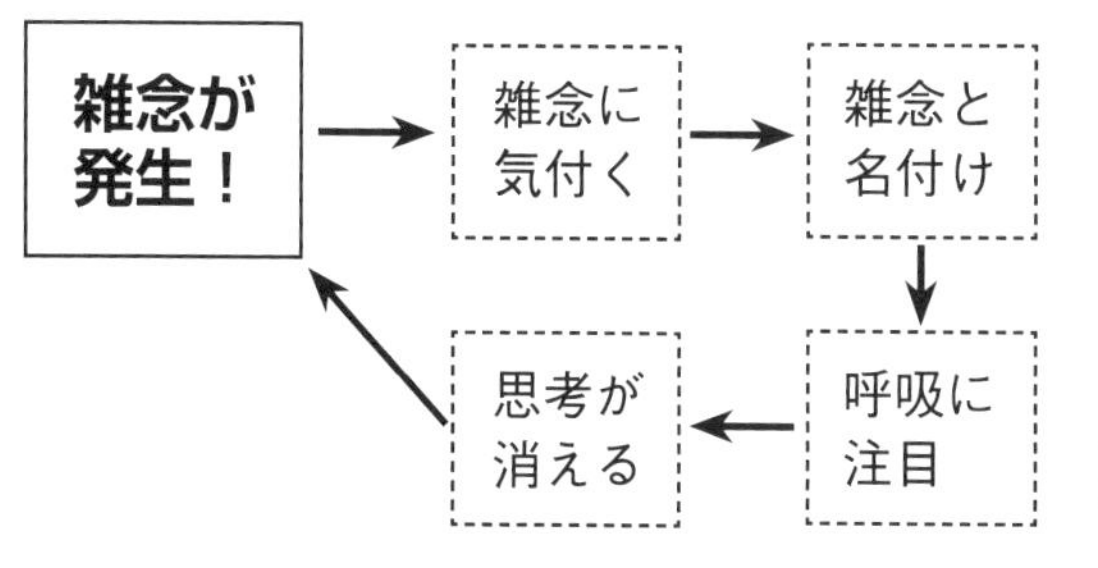

自分がネガティブ思考していることに気付くのは容易ではありません。しかし呼吸瞑想で呼吸に集中し、雑念をいったんクリアしておけば、新しく発生する雑念に気付くことは可能です。

マインドフルネスはポジティブ思考ではありませんが、ネガティブ思考を手放してポジティブにかんがえるチャンスをもらえます。そのための基礎練習として呼吸瞑想をお勧めします。

一日に10分、毎日呼吸瞑想ができたらマインドフルネスは格段に上達します。10分できなくても、たとえほんの短時間でも毎日つづけることでマインドフルネスを生活に取り入れる習慣をつけることを心がけてください。

ボディースキャン

足の先から頭のてっぺんまで、身体の感覚を感じていく作業を通じてマインドフルネスを鍛える方法があります。これも「今、ここ」の現実を感じていくことにつながります。これを**ボディースキャン（bodyscan）**と言います。

頭のてっぺんから足の先まで身体をいくつかのパートに分けて感じていきます。緊張しているのか、リラックスしているのか、かゆみや違和感、痛みがないかなど一か所ずつ身体の声を聴いていきます。身体の動きを感じる歩行瞑想や呼吸瞑想と違って身体の微細な感覚を感じていくものですから、さらに難易度は高くなります。だんだんと注意の集中がむずかしくなって自動操縦モードに陥る危険性があります。

マインドフルネスを保つための工夫が必要になります。最初は利き腕に絞ったり、一か所ずつ指でさわったりしてどこに集中しているのかを確かめるのも良いでしょう。また、関節を動かして感覚を確かめてみるのも良いかもしれません。

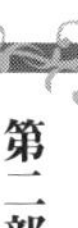

第二部

ミニワーク　身体を感じる

利きうでの人差し指の指先一点に意識を向けます。このとき、自分が意識を指先に向けていることに気付いておきます。必要なら「私は指先に意識を向けている」と実況してください。その意識を徐々に下の部分に下げていきます。

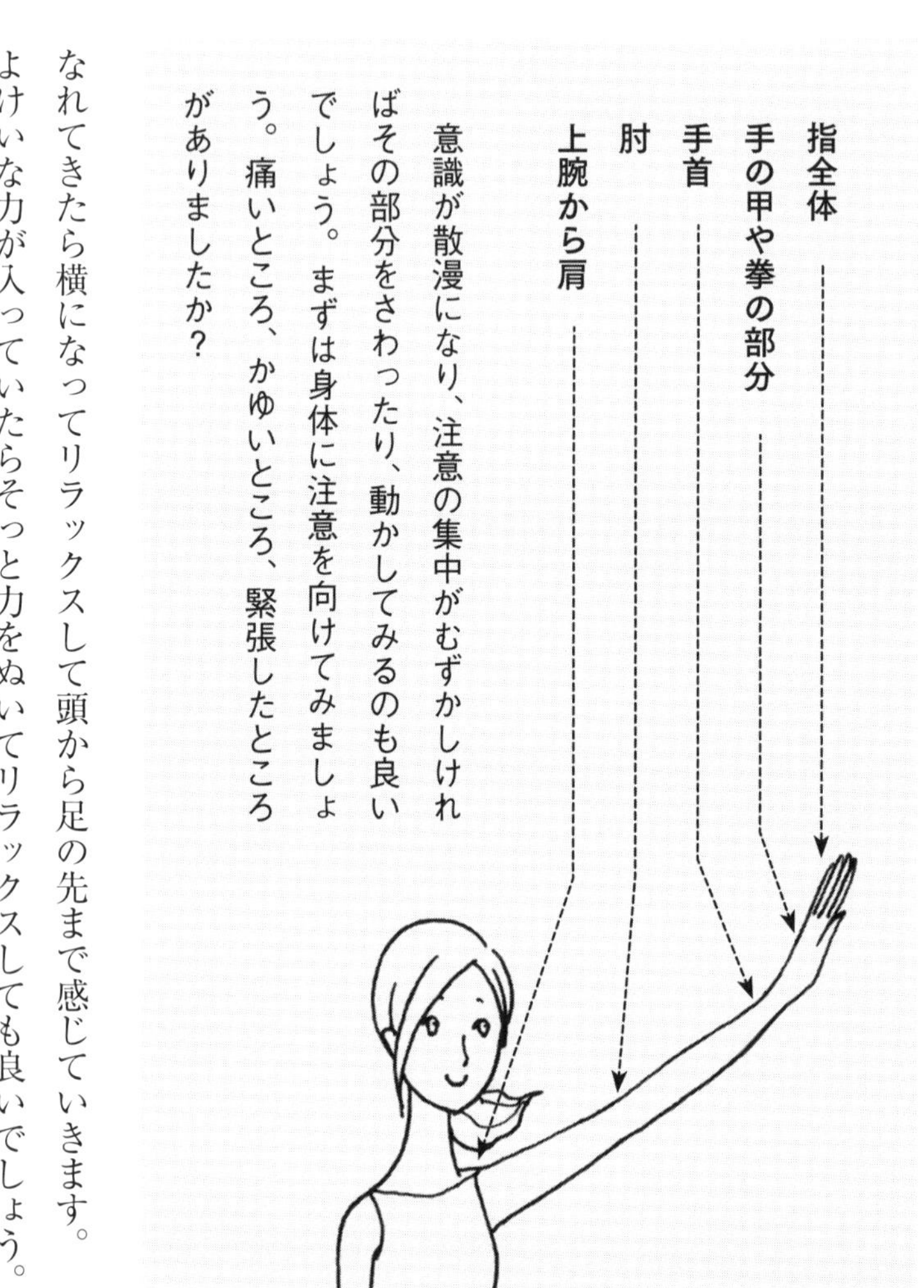

意識が散漫になり、注意の集中がむずかしければその部分をさわったり、動かしてみるのも良いでしょう。まずは身体に注意を向けてみましょう。痛いところ、かゆいところ、緊張したところがありましたか？

なれてきたら横になってリラックスして頭から足の先まで感じていきます。よけいな力が入っていたらそっと力をぬいてリラックスしても良いでしょう。

マ

インドフルネスは「今、ここ」の気付きです。緊張に気付くまでがマインドフルネスです。そのあと力をぬくこと自体はマインドフルネスではありません。自動操縦モードなら身体の声を聴くこともなく緊張に気付かずに無理を重ねてしまうかもしれません。マインドフルネスなら力をぬいてリラックスするチャンスが生まれます。

身体の声を聴く

心身一如の言葉のとおり、心と身体は一つであり、相互に影響し合います。ストレスをうければ身体は緊張し、ストレスが去れば緊張は解けてリラックスします。ストレスがあれば身体は必要に応じて緊張します。ストレスやプレッシャーに負けずに行動するためには、ときには緊張も必要です。ストレスがなくなれば緊張が必要なくなるのでリラックスできるのです。問題は、緊張が必要がないときに緊張してしまうことです。心の中に悩みがあると、知らず知らずのうちに身体は緊張しています。その悩みのもとが「今、ここ」になかったとしても緊張してしまうのです。

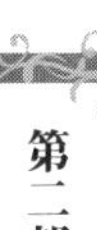

それはたいそう無駄なうえに危険でもあります。慢性的な緊張は不安、不眠、食欲低下、うつ、血圧上昇、動脈硬化、免疫力の低下などさまざまな問題を心身に引きおこします。心と身体の健康のコツは、ストレスがあって緊張が必要なときは適度に緊張し、そしてストレスがないとき、すなわち「今、ここ」で緊張が必要ではないときにリラックスできることです。

リラックスが必要なときに、自分の身体がリラックスできているのか身体の声を聴くことはとても大切です。そして身体の声を聴くうえでマインドフルネスはとても重要な役割を果たしています。

行動に気付く

私はよくフェリーを使います。フェリーに乗るとき「危険なのでケータイを操作するのはやめてください」という看板が立っています。車の運転に集中してくださいということです。

フェリーに乗船するときに限らず運転中にケータイをいじるのはとても危険で

す。ケータイに気を取られて運転がお留守になるからです。つまりマインドフルネスではなく自動操縦モードになってしまうのです。

忙しい社会に生きている私たちはついマルチタスクで行動します。つまり××しながら◯◯するということですね。

音楽を聴きながら歩く
運転しながらスマホをいじる
ご飯を食べながら新聞を読む
掃除をしながらぼんやりと考え事をする
仕事をしながらアフター5を夢想する

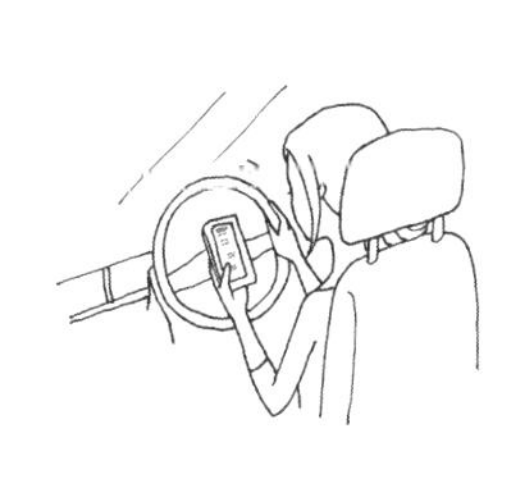

普段、私たちはこのようにマルチタスクで生活しています。それはたいてい自動操縦モードです。するとついついネガティブなことをかんがえてしまいます。

仕事をしながら「なぜ私が？」、「つまらない仕事だ」、「はやく終わって楽しいことをしよう」そんなネガティブなことをかんがえては仕事を台無しにして単なる作

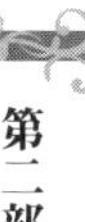

業にし、自分自身の価値を貶め自己肯定感を弱めます。

自分が「今、ここ」で何をしているのか自覚しながら行動すればそれはマインドフルネスです。

運転に集中していてもマインドフルネスではない可能性もありますが、運転しているという自覚をもちながら運転すれば、それはマインドフルネスです。心を込めて掃除をし、しかも自分が掃除をしていることに気付いていればマインドフルネスです。

つまり、運転や掃除がマインドフルネスのエクササイズになるのです。

しかも心を込めて（マインドフルに！）行動をすることで、その行動を通じて自己肯定感を高めることができます。大切なことに心を込めて取り組めるのは自己肯定感が強い人です。心を込めて仕事をすることで自己肯定感も強まるのです。ためしに心を込めて掃除をしてみてください。マインドフルにお皿を洗ってください。

ミニワーク **皿洗いの瞑想**

心を込めてお皿を洗いましょう。お皿の上の洗剤の泡やお皿の表面を流れていく水を感じましょう。冷たい水（暖かいお湯）の感触を味わいましょう。そして「私は今、マインドフルにお皿を洗っている」とラベリングしましょう。

修行のため禅寺に入ると料理や掃除などの作業をします。これを作務（さむ）と言います。この作務をマインドフルに行うことでマインドフルネスを鍛えるという狙いがあるのです。

マインドフルネスダイエット――自動操縦モードで食べていた

行動の中でこれは別の項目として解説します。簡単に取り組めて、しかも効果が高いからです。しかもダイエットにも効きます。

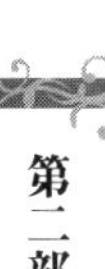

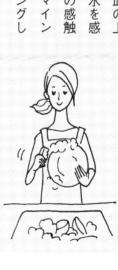

私は子供のころ、テレビを見ながらご飯を食べていました。アニメやドラマ、野球の中継などに心を奪われ食べることがお留守になっていました。箸がとまると母親から食べなさいと注意されて、いったんは食べることに集中してもすぐに心はテレビにもどってしまいます。

呼吸瞑想のときの雑念とは違います。むしろ雑念はほとんど出ません。心はテレビに支配されていました。雑念は出なくても、集中はしていてもこれはマインドフルネスではありません。自動操縦モードなのです。

やがて大人になってマインドフルネスを知り、自動操縦モードの恐ろしさを知ったとき、生活の中でいちばん自動操縦モードを助長しているのは食事中のテレビだと痛感しました。今の若い人ならばおそらくスマホでしょう。テレビという強烈な刺激に勝ってマインドフルネスを保つのは容易ではありません。そこで食事中は食べることに集中し、マインドフルネスを保つよう心がけました。

するとすばらしいことに体重が5キロへりました。正常値の倍もあった中性脂肪があっという間に正常値にもどりました。もちろん、マインドフルネスの能力も格段に向上したことは言うまでもありません。

「よく噛むこと」

これはダイエットの基本テクニックです。早食いすれば満腹を感じる前に食べ過ぎてしまいます。だからゆっくり食べようという戦略ですね。そこでよく言われるのが一口30回噛みましょうという方法です。たしかに一口30回噛めば食事に時間がかかりますから、きちんと実行できれば効果が出るのは確かです。

私も一時期やってはみましたがつづきませんでした。あごは疲れるし、時間はかかるし、だんだんと食事の時間が憂うつになってしまいました。そしてこれが大きな問題なのですが、30回噛むことに集中してもマインドフルネスは得られなかったのです。「1、2、3、4……」と心の中でカウントしている間に「あと何回かな、しんどいな、もういやだな」というネガティブなことばかりかんがえていました。

その点、**食べる瞑想**は違います。噛む回数ではなく、食べること自体や食材の味にマインドフルに気付いていきます。その結果、料理はおいしく感じられます。おいしく食べているうちに自然に食べるスピードが遅くなってダイエットもできるという理屈です。

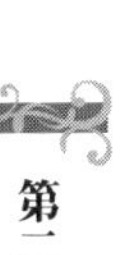

ミニワーク　食べる瞑想――マインドフルに食べるには

それでは私がダイエットに成功し、マインドフルネス能力を向上させたマインドフルネスダイエットをご紹介します。

まずはテレビやスマホは食事中には見ないことです。テレビのスイッチは切り、そしてスマホは手の届かないところに置きましょう。食事に集中するためです。もちろん、新聞や雑誌も見ません。テレビもスマホも何もなかったらさぞかし退屈な食事になると思いますか？　まずはためしてみてください。

レストランやカフェで食べるとか、自分で創るなど、何を食べるか決める段階で選択肢があるなら身体の声をよく聴いてください。いつものように惰性でA定食というのではなく、今何が食べたいのか感じてください。食べるものが目の前にあったら、まずはじっくりと眺め、においをかぎます。どれから食べたいのかここでも身体の声を聴きます。味噌汁なのかご飯なのか、主菜か副菜か、一つだけ選びます。

選んだら少量を箸（スプーン・フォーク）でとり、口の中に入れる前ににおいをかぎ、そして口に入れます。口に入れたらいったん箸やフォークなどは置いておくのが良いでしょう。飲み込むまでは口の中に集中するためです。

口の中では食材の舌ざわりを楽しみ、ゆっくりと噛みます。この間、自分が食べていることには気付いておいてください。

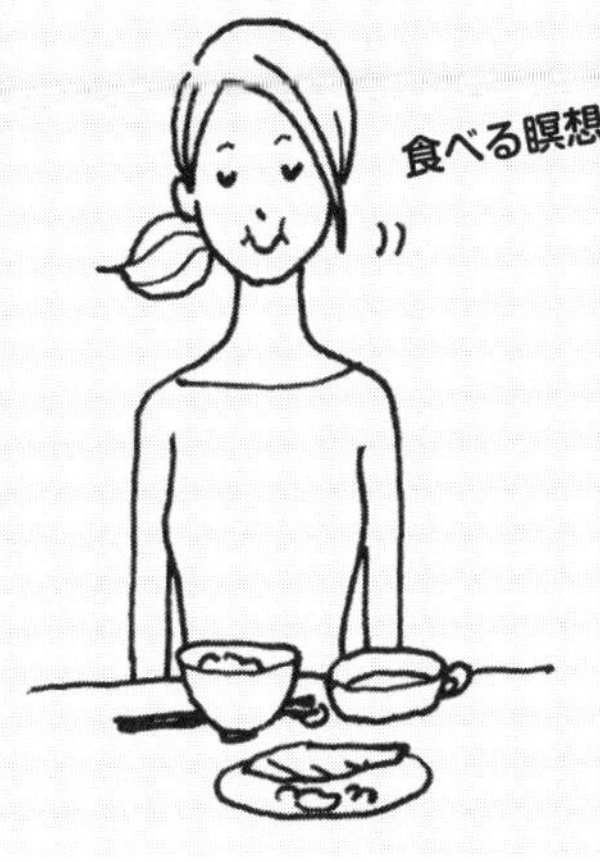

十分に味わったらゆっくりと飲み込みます。飲み込んだらしばし後味を楽しみます。おいしいと感じたら心の中で「おいしい」と呟いてみるのも効果的です。ラベリングはマインドフルネスを強化します。

後味を楽しんだあと、目を箸にもどして次の一口を選びます。それまでは次の一口のことをかんがえるのは「雑念」です。

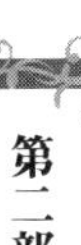

こうして味わって食べているうちにだんだんとおなかがいっぱいになってきます。この食べ方なら、今まではむずかしかった「腹八分」も可能です。

ミニワーク

レーズンエクササイズ

マインドフルネス瞑想の合宿などではレーズンエクササイズを行うことが多いようです。ここでレーズンエクササイズを紹介します。

- レーズン（干しブドウ）を用意します。
- 一粒のレーズンを手に乗せ、
- さわった感触を確かめ、
- じっくりと眺め、
- においをかぎ、
- そしてゆっくりと口に入れて……
- まだ噛みません！
- 口の中で転がして、

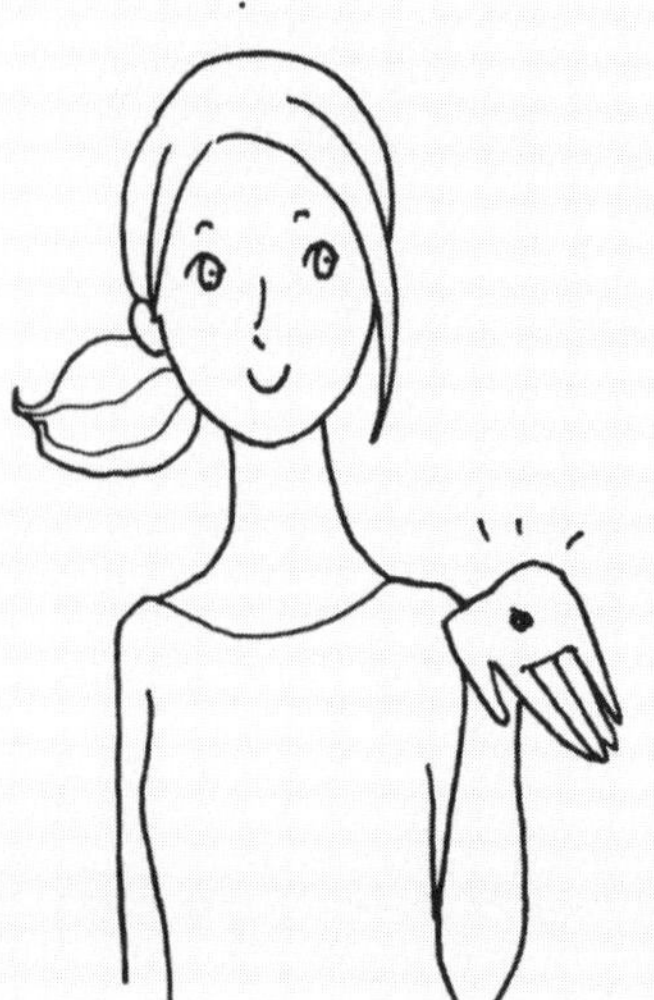

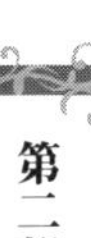

- 舌や唇や口の中で、
- その表面の凹凸の感触を十分楽しんだら、そこで初めてゆっくりと一口噛んでみます。
- 口の中に広がるレーズンの味！
- 甘くてジューシーな味と香りを堪能し、
- さらにもう一噛み！
- レーズンの味を舌の前で、横で、上で、そして舌の下で味わいます。
- レーズンの味をたっぷりと味わったら、ゆっくりと飲み込みます。
- のどの奥に飲み込まれていくレーズン、
- その味をのどでも堪能してください。

A：意図的にマインドフルになる方法のまとめ

以上、**A：意図的にマインドフルになるエクササイズ**をいくつかご紹介しました。「今、ここ」でマインドフルネスになる**A：意図的にマインドフルになるエクササイズ**はマインドフルネスを強化するエクササイズの基本です。それはあたかも野球における素振りやシートノックのようなものです。普段の生活、ストレスのかかっていない状態でどれだけマインドフルネスでいられるか、それがいざというときに力になります。いざというときとは、ストレスやプレッシャーがかかってネガティブ思考に負けそうになっているまさにその瞬間のマインドフルネスです。

ストレスやプレッシャーがないシチュエーションでマインドフルでいられないなら、ストレスがあるときにマインドフルネスを活かすことはできないでしょう。今日から生活に取り入れてマインドフルネスを強化してください。

次はいよいよストレスやプレッシャーの中でのマインドフルネスです。

Ｂ：偶然のマインドフルネス体験を活かすエクササイズ

前の章では**Ａ：意図的にマインドフルになるエクササイズ**をいくつかご紹介しました。この章では**Ｂ：偶然のマインドフルネス体験を活かすエクササイズ**をご紹介します。

ハッと我に返ったとしたら

「ああっ！　もしもこうなったらどうしよう！」ネガティブ思考の人は心配事があると、ついクヨクヨしてしまいます。

「悩んだって仕方ないんだからもうかんがえないようにしよう」そう思っても、ハッと我に返るとまたクヨクヨしています。

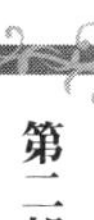

「二度と怒りをぶつけたりするものか！」

怒りっぽい人は怒りに任せて行動して取り返しがつかない事態を招くたび、決意を新たにします。ところが、いざストレスがかかればまた爆発してしまいます。そしてハッと我に返るのです。


ハッと我に返ったとしたら、その直前まで自分がクヨクヨしていたことや怒りを感じていたことには気付いていなかったということになります。ということは、裏を返せば「ハッと我に返った」その瞬間は気付いたということですね。リアルタイムの気付きはマインドフルネスのチャンスです。

「ハッと我に返った」その瞬間、クヨクヨして

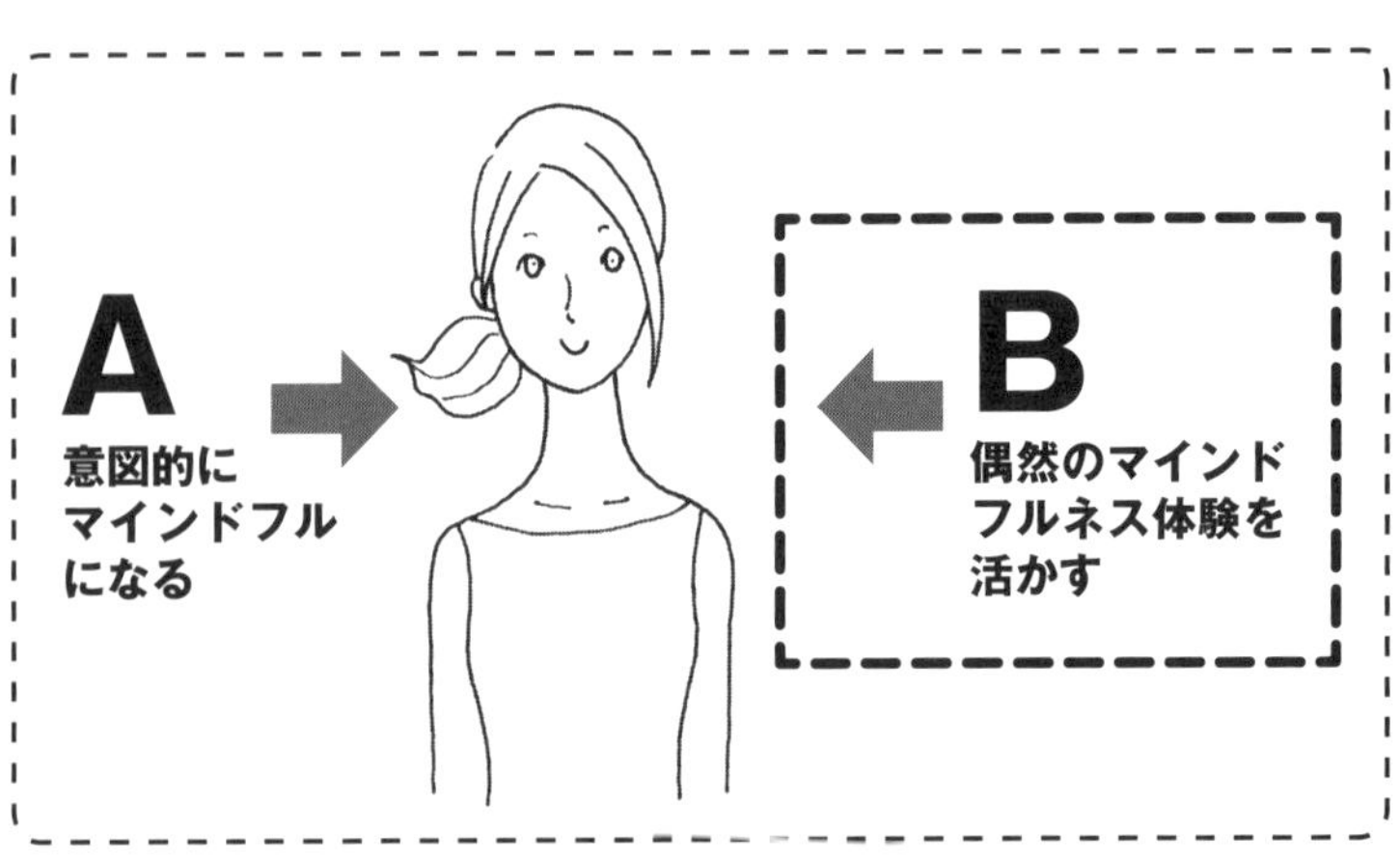

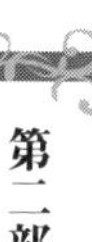

第二部

いた自分からは一瞬だけ距離を置いています。どんなにカッカと怒っていても、水をかけたように怒りはおさまっているのです。

ところが実際はその瞬間に思うこと、それは「しまった！　もうクヨクヨしないってきめたのに」、「ああっ！　何てことだ！　また怒りに身を任せてしまった」という後悔と自己嫌悪、自己否定ではないでしょうか？

これはいったいどうしたことでしょう？

マインドフルネスは長つづきしないのです。

ハッと我に返ったその瞬間、マインドフルネスが起動しています。ところが多くの場合、すぐに自動操縦モードにもどってしまいます。そしてまたクヨクヨが始まるか、怒りに巻き込まれるか、またはクヨクヨイライラしてしまっていた自分に自己嫌悪を抱くのです。

これがマインドフルネスだ!

練習したことがない人は自転車には乗れませんが、練習したことがない人でもマインドフルネスは体験しています。ハッと我に返るという体験はだれにでもあるからです。ただし、ハッと我に返ったことがそんなに重大な瞬間であると気付く人は少ないでしょう。なぜならそれがマインドフルネスであると知らないからです。

マインドフルネスに気付きやすくなるいちばんの方法、それはマインドフルネスの瞬間にこれがマインドフルネスであると認識し、はっきりと確認することです。一度でもハッと我に返ったその瞬間に、「**これがマインドフルネスだ!**」と気付くことができればそのあとは簡単です。それから先は、ハッと我に返った瞬間をとらえる頻度が格段にふえます。

そのためのちょっとした工夫をご紹介します。

マインドフルネスになったチャンスを逃さず、それがマインドフルネスであるとラベリングすることです。**ハッと我に返ったその瞬間、その気付きにマインドフルネスとラベリングします。**

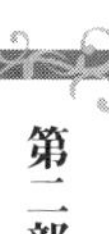
第二部

クヨクヨしている瞬間にハッと我に返ったら、

「マインドフルネス！」

怒っている最中にハッと我に返ったら、

「今、マインドフルネスだ！」

不安に押しつぶされそうなときに、ハッと我に返ったら、

「今、マインドフルネスが来た」

自分が感じているのはマインドフルネスという状態なのだとラベリングし、確認することでマインドフルネスを確かなものにします。マインドフルネスがすぐに失われてしまう原因はマインドフルネスと認識できないことです。だから、ラベリングしてマインドフルネスを強化します。

ネガティブ思考は敵か？

ネガティブ思考に気付いた瞬間には「しまった！　ネガティブ思考してしまった」とかんがえがちです。ネガティブ思考やネガティブ感情はつらいので、だれしも嫌います。

できればポジティブに生きていきたいと思っている人が多いことでしょう。だからネガティブ思考に気付いた瞬間に次に陥りやすいのが自己嫌悪なのです。

マインドフルネスとはリアルタイムかつ客観的な気付きです。客観的とは何でしょう？　それは善悪、好悪の評価をしないということです。

「ネガティブ思考はいやなものだ」
「悪いもの、避けるべきものだ」
「ポジティブにかんがえるべきだ」
「ネガティブな自分はダメだ」

そのように評価してしまった瞬間、もうマインドフルではありません。せっかくのチャンスだったマインドフルネスは失われたのです。**マインドフルネスとは、あるがままの現実をあるがままに感じることです。**この場合のあるがままの現実とは、「ストレスやプレッシャーのもと、ネガティブ思考してしまった」ことです。

第一部で見たようにネガティブ思考するにはそれだけの理由がありました。そう、潜在意識の自己肯定感の弱さや信念です。自己肯定感が弱く自分はダメだという信念が潜在意識にあるのなら、ストレスやプレッシャーがあればネガティブにかんがえてしまうのは当たり前です。つまりネガティブ思考するのがあるがままの自分、あるがままの現実なのです。

潜在意識の信念は自分を守るための大切なヨロイだったはずですね。小さいころは自分を守ってくれた大切なヨロイです。そしていつか偽りのヨロイとなりました。使えば使うほど自己肯定感を弱める諸刃の剣でした。とはいえ、それは自分自身の一部なのです。忌み嫌い、捨ててしまいたいと思ったとしたら自分自身の一部を嫌っていることになります。それではうまくいきません。

そう、そんなときこそマインドフルネスです。マインドフルネスはリアルタイムかつ客観的な気付きです。そしてマインドフルネスとはあるがままの現実をあるがまま観ることです。この場合のあるがままとは自分がネガティブ思考してしまったことです。そしてネガティブ思考してしまった自分を自己嫌悪したこと、それが「今、ここ」でのあるがままの現実です。

名前をつけ、実況中継する――3秒ルール

あるがままの現実をあるがままに感じるのがマインドフルネスならば、自分がこの状況ではネガティブ思考してしまうという現実を、あるがまま感じれば良いのです。科学者が実験の結果をあるがまま観察するように観察すれば良いのです。それがマインドフルネスです。

たとえばメールが返ってこないB子さん。「もう嫌われたんだ……」と悲しんでい

るときにハッと我に返ったとしたら、自分が悲しんでいるというあるがままの現実を観察します。そのときに役に立つのがラベリングです。

「悲しみ」と感情に名前をつけます。
「自己嫌悪」とラベリングします。
「私は悲しみにとらわれていた」と実況中継します。
「悲しんじゃいけないと自己嫌悪した」と実況中継します。

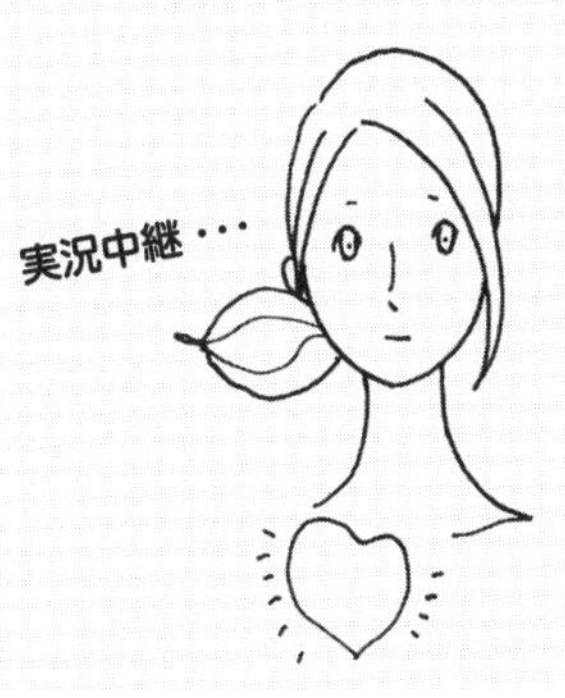

それでどうなるのでしょう？　ラベリングはマインドフルネスを強めます。悲しみや自己嫌悪から一歩引いた視点に立ち、少し冷静な観方ができるでしょう。

マインドフルネス3秒ルール

A：意図的にマインドフルになるエクササイズが予行練習だとしたら、B：偶然のマインドフルネス体験を活かすエクササイズはいわば実践訓練です。

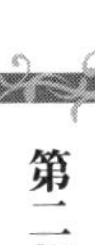

実践の場、すなわちストレスやプレッシャーに負けてネガティブ思考しているまさにその瞬間にハッと我に返ることができたとしたら、それはめったにないものすごいチャンスなのです。ところがこのマインドフルネスは放っておくとすぐに失われてしまいます。はやければ一瞬のうちに、そしてながくてもせいぜい3秒程度でしょう。だからその3秒のうちに手をうっておいたほうが良いのです。その手立てがラベリングです。具体的には、まず**1）マインドフルネスを確認**し、そして**2）感情に名前をつけ、実況中継する**ことによって偶然に訪れてくれたマインドフルネスを確かなものにします。

3秒以内にラベリングするので私は**3秒ルール**と呼んでいます。マインドフルネス3秒ルールです。

偶然のマインドフルネス体験のその得難いチャンスを活かすため、3秒以内にラベリングする、それが**マインドフルネス3秒ルール**であり、**B：偶然のマインドフルネス体験を活かすエクササイズの切り札**です。

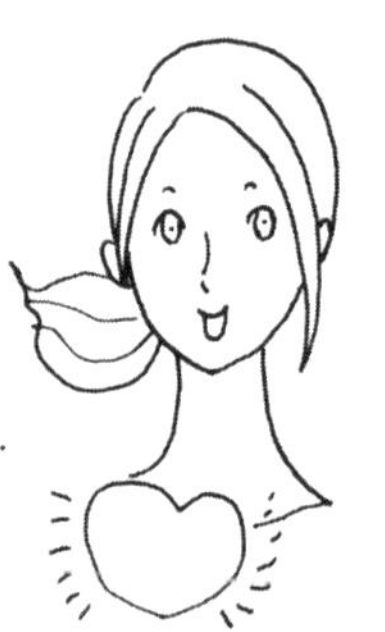

悲しみ、不安、恐れ、嫉妬、イライラ、怒り、自己嫌悪、罪悪感、同情、刹那的な喜びなどどのような感情がうまれたとしても、その感情がうまれたことはあなたのあるがままの現実です。その現実から目をそむけ、こんな感情をもってしまった自分をせめることなく客観視することはあるがままの自分をうけ入れることにつながります。あるがままの自分を否定するのではなく、肯定するのでもなく、感じ、理解し、そしてうけ入れるのです。やがて偽りのヨロイは役割を終えて手放されていくことでしょう。

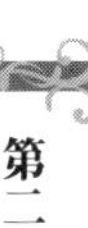

人為的な偶然のチャンス

あなたは今、この本を読んでいます。おそらくはそう指摘されるまでは自分が本を読んでいるという気付きは希薄だったと思います。

そしてそう指摘された瞬間に、「そうだった！」と我に返ったことでしょう。これはこれまでこの本の中で何度も繰り返してきた問いかけです。ハッと我に返るきっかけを私が合図によってあたえたわけです。

同じようなきっかけを自分で設定することもできます。その昔、私は腕時計の時報を使っていました。時報が鳴る設定にしておき、時報が鳴った瞬間にかんがえていたこと、感じていた感情をチェックするのです。いわば強制的にハッと我に返る手法です。多くはたあいもない思考と感情でしたが、ときには時報がきっかけでネガティブ思考の連鎖から逃れることもありました。今ならスマホのアプリでタイマーを設定できます。工夫してみましょう。

小指に糸を巻いておき、その糸に気が付いたらそれをきっかけにマインドフルネスのチャンスにしているという受講生がいました。良いアイデアですね。みなさんも何かかんがえてみてください。水道の蛇口をひねるとき、トイレの水を流すときなど、何かのタイミングを利用することもできます。ドアを開ける前にその部屋にいる人の幸せを祈るというのはどうですか? これならばマインドフルネスのきっかけと慈悲の瞑想のダブルで強力なエクササイズになります。

ところで私が指摘するタイミング以外にも、偶然のチャンスでマインドフルとなり、「私は今、この本を読んでいる」という気付きを得た瞬間があったと思います。そんなときはどうしたら良いでしょう?

C：AとBを統合する

マインドフルネスの門は突然開かれます。自動操縦モードから脱してマインドフルネスになった瞬間に、ハッと我に返るのですぐに自分がマインドフルになったことがわかります。

それは何かに熱中しているときかもしれませんし、またぼんやりとネガティブ思考をしている最中かもしれません。

この本を読んでいる最中にハッと我に返ったとします。どうしますか？

どうぞそのまま本にもどってください。自動操縦モードであっても本を読むという目的にかなっていますから何の問題もないでしょう。もちろん、そのままマインドフルネスの状態で本を読みつづけるのもすばらしいことです。それがマインドフルネスのエクササイズになるのですから。

問題は自動操縦モードでぼんやりと考え事をしていることに気付いたときです。本の内容に集中できずに別のことをかんがえてぼうっとしていたとしたらどうでしょう？

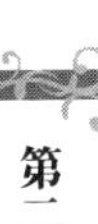

第二部

ものすごいチャンスです!

そこからマインドフルネスを継続するのです。つまり意図的にマインドフルになるのです。意図的にマインドフルな行動をすることはすべてマインドフルネスのエクササイズになりえるのでした。

Aの章では意図的に歩く、呼吸する、食べるなどの例をあげてマインドフルネスを強化する方法を解説しました。そこにあなたが今、まさに自動操縦モードで行っていた行動を付け加えてください。

この場合では、マインドフルに本を読むことがそれです。

偶然、ハッと我に返ったら、それまで自動操縦モードで行っていたことをマインドフルに

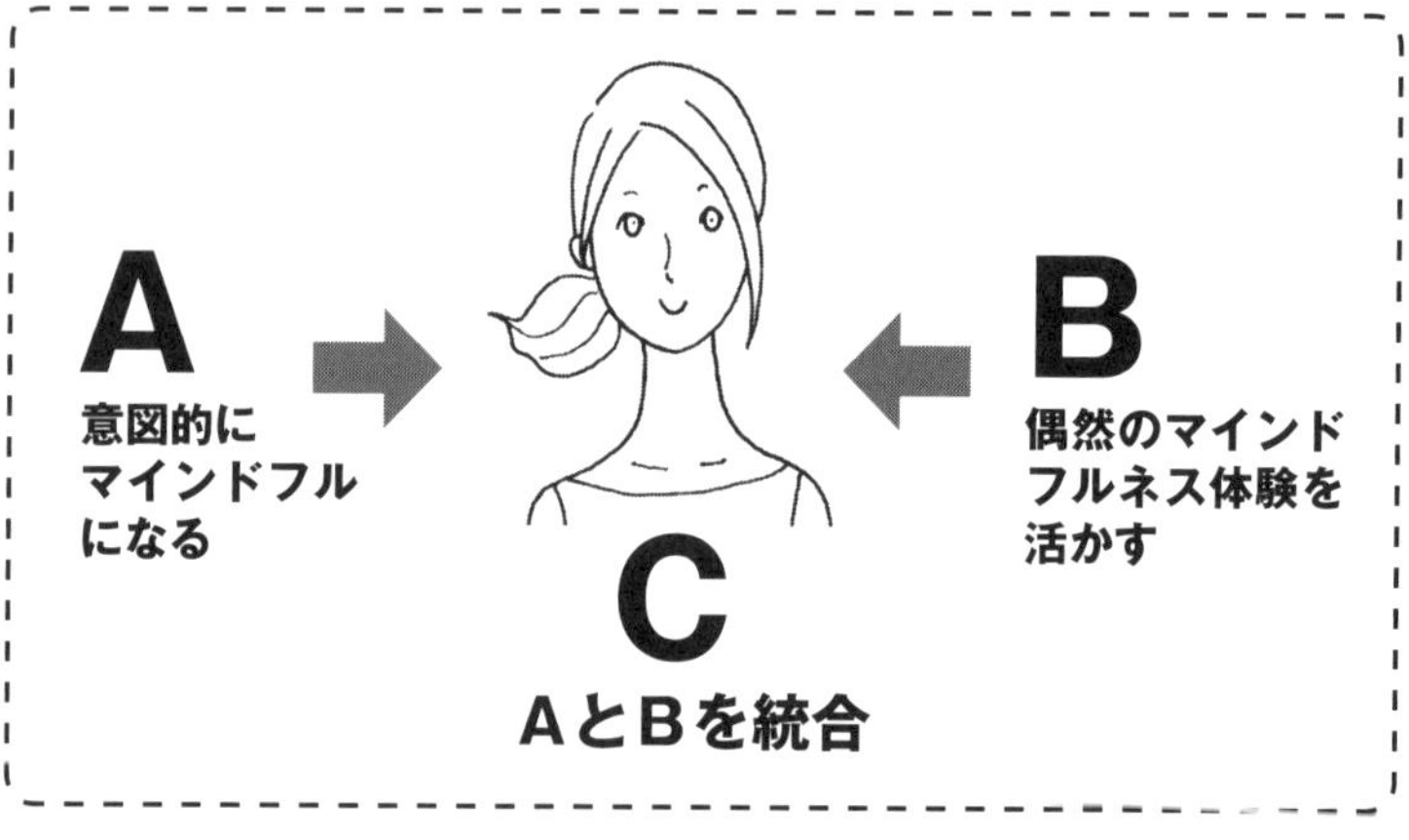

A
意図的に
マインドフル
になる

B
偶然のマインド
フルネス体験を
活かす

C
AとBを統合

行うのです。それが**C：AとBを統合するエクササイズ**です。

お皿を洗いながらぼんやりと考え事をしていました。そのとき、明日の計画やはやく終わってテレビを見たいとかんがえている自分にハッと我に返ったとしたら、すごいチャンスです。そこから心を込めて（マインドフルに）お皿を洗ってください。皿洗いがマインドフルネスのエクササイズに変わりました。

大量のコピーをとったりホチキスで綴じたりといった作業を退屈しながら漫然と行っているときにハッと我に返ったら？　これまたすごいチャンスですね。そこから丁寧に（マインドフルに）作業を再開してください。その瞬間から退屈な作業がすばらしいマインドフルネスのエクササイズに進化しました。

ネガティブ思考にとらわれている最中にハッと我に返ったらマインドフルネス3秒ルールでした。マインドフルネスであるとラベリングし、思考や感情に名前をつけ、実況中継することでマインドフルネスを確かなものにしてネガティブ思考から距離を置くのでした。

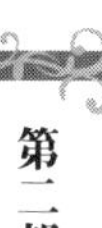

ハッと我に返ったときにネガティブ思考をしていなかったら？

そのときはどうぞそれまで自動操縦モードで行っていたことを、マインドフルに行ってください。漫然と、退屈しながらやっていたつまらないと思っていたことが、マインドフルネスを強化するすばらしいエクササイズに変貌します。

このとき、さらにすばらしいことがおこります。マインドフルに行動するとき、潜在意識の自己肯定感もまた同時に強化されているのです。

Bのまとめ

復習です。自動操縦モードに陥ってネガティブ思考している最中にハッと我に返ったとしたら、それはマインドフルネスの得難いチャンスです。ネガティブ思考から一歩引いた視点に立ち、距離を置いて冷静な観方ができるのです。

ところがマインドフルネスは長つづきしません。はやければ一瞬のうちに、ながくても3秒くらいでもとの自動操縦モードでのネガティブ思考に逆もどりしてしまいます。そんなときはマインドフルネス3秒ルールでマインドフルネスを強化、固定、維持します。

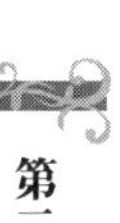

第二部

❶マインドフルネスとラベリング
❷思考や感情に名前をつけてラベリングし、実況中継すること

怒りに支配されていたことにハッと気付けば、これはマインドフルネスだとラベリングして確認します。そして「怒り」と名前をつけたり、「自分は怒りにとらわれていた」と実況中継することでマインドフルネスを強化、固定、維持します。その結果、とらわれていた怒りを無事に手放すことができるでしょう。

ハッと我に返る瞬間を人為的に招くこともできます。スマホのアプリや、指に巻いた糸などがマインドフルネスのきっかけを創ってくれます。また、ドアを開ける瞬間、蛇口をひねって水を出す瞬間など、自分なりのルールをマインドフルネスのチャンスにする方法もあります。

ハッと我に返ったときに退屈でつまらない作業をしていたらチャンスです。その瞬間からその作業がマインドフルネスのすばらしいエクササイズに変わります。しかも、自己肯定感を強化する効果もあるのです。

マインドフルな自己肯定感強化法

自己肯定感が弱い人は伸びしろのある人

ストレスやプレッシャーをうけたときに、どのような自動思考が発生するかは、潜在意識の自己肯定感の強弱とそこにかかれている信念（自己像）によって決定します。

仕事の誘いが来ました。自分には経験のない分野であり、自分の実力よりもちょっとだけ上に思えます。自己肯定感が弱く、「自分は成功できない」、「失敗する」という信念がある人なら、おそらく「うまくいきっこないよ」とかんがえしり込みするでしょう。自己肯定感が強く、「自分には成功するだけの力がある」とか

「たとえ失敗したとしても、それは経験になって自分は成長できる」、「どんな困難でも自分は乗り越えられる」という信念があれば、「チャンスが来た」とかんがえて奮い立つことでしょう。

同じ状況でも自己肯定感の強弱やもっている信念に左右されてしまいます。特に私たちが多くの時間を過ごしている自動操縦モードでは潜在意識が私たちの思考、感情、意志、言動を支配しています。だとしたら、いかにして自己肯定感を強化するかはとても重要な課題になります。

ある意味、自己肯定感さえ強ければ、マインドフルでなく自動操縦モードであっても幸せになれる可能性があると言っても良いくらいです。もしもあなたが自己肯定感が強い人なら、とてもすばらしいことです。きっとあなたは幸せな人生をおくることができるでしょう。

もしもあなたが自己肯定感の弱い人だとしたら？　それもまたすばらしいことなのです。今まで自己肯定感が弱いなりに何とかやってきました。そんなあなたが

自己肯定感を強化すればもっともっと幸せになれるでしょう。**自己肯定感が弱いということは伸びしろ**なのです。この章では自己肯定感の強化法を解説します。

マインドフルネスでネガティブ思考を手放す

自己肯定感を「弱める」方法は簡単です。それは「今、ここ」でネガティブ思考し、ネガティブ感情に浸ることです。そしてネガティブに語り、ネガティブに行動してネガティブな現実を創るのです。そうすればそのすべてが潜在意識に上がきされてさらに自己肯定感を弱めることができます。

自己肯定感を強める方法もまた明らかです。ポジティブ思考しポジティブに行動してポジティブな現実を創れば良いということになります。

理屈は簡単です。しかし現実はそう簡単にはいきません。

ストレスやプレッシャーをうけてあたふたしているとき、大切なものを失って悲しんでいるとき、かけがえのないものを奪われて怒りに震えているときに、「もっとポジティブにかんがえてみたら？」とアドバイスされても、とてもそんな気にはなれないのではないでしょうか?　ポジティブ思考できればそれはそれでとてもすばらしいことです。しかしネガティブ思考の最中にポジティブ思考するというのは結構大変なことなのです。

潜在意識には幼いころからの膨大な数のネガティブ体験の積み重ねがあって、それがネガティブな信念を創っています。一つひとつの体験は些細なことです。多くはほしいものを買ってもらえなかったとか、喜んでいるときに「はしゃぐんじゃない」と叱責されたとか、話しかけても無視されたとかそんな些細なことの積み重ねでしょう。

しかしいったん潜在意識に入ってネガティブな信念を形成すると、自己肯定感を弱めてしまい、私たちの人生を支配します。特に自動操縦モードにおいて。

ですから私は無理やりにポジティブ思考をしようと勧めることはしません。マインドフルにネガティブ思考を手放そうと提案します。マインドフルネスとは「今、ここ」の現実をリアルタイムかつ客観的に気付いていることです。言い換えると、あるがままの外界をあるがまま観察することがマインドフルネスです。

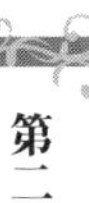
第二部

デートをすっぽかされ、メールの返信が来ないという状況で「自分は嫌われる」という信念があるB子さんが、「また嫌われたのだろう」と思い込んでしまって悲しくなるのは無理もありません。自動操縦モードであれば思考は自動的ですから。

そこでマインドフルネスです。マインドフルに現実を観ることができれば、あるがままの現実は「待ち合わせの時間に現れない」、「メールの返信が来ない」ということに過ぎないことに気付きます。すると「嫌われたに違いない」というネガティブ思考があるがままの現実に沿っていないことにも気付きます。そこで初めて、「嫌われたと思っていたけど違うかも……」とかんがえることができるのです。

このときの思考は、自動操縦モードで必死に自分に言い聞かせるポジティブ思考「きっと忙しいだけなのよ」とは一線を画しています。マインドフルネスのもと、「嫌われたのではないかも」と、自然に肩肘を張らずにかんがえている自分に気付くことでしょう。マインドフルにあるがままの現実に気付いたときに、陥っていたネガティブ思考からぬけ出せたとき、自分を支配していた潜在意識の信念「自分は嫌われる」も少し緩むのです。このようにしてマインドフルネスはネガティブ思考を手放し、自己肯定感を間接的に強化します。

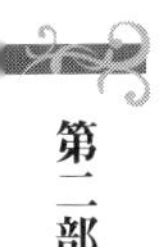

マインドフルネスであるがままの自分に気付く

ネガティブな信念はどこから来る?

さきほど、些細なネガティブ体験の積み重ねがネガティブな信念を創り、自己肯定感を弱めるとかきました。


子供のころのB子さん。ある日描いた絵をお母さんにほめられました。

「B子ちゃんはすごく絵が上手ね」

子供はお母さんが喜んでくれるのが大好きなのです。うれしくなったB子さんはたくさん絵を描いてはお母さんに見せに行きます。

そのうちにお母さんもそんなに大げさにはほめてくれなくなります。ちょっとさみしくなったB子さんはもっともっとたくさんの絵を描いてお母さんに見せに行くのですが、たまたま体調が悪かったのか、機嫌が悪かったのか、心配事があったのか、または単に忙しかったのか、「あとで」と言われてしまいます。喜んでもらえると思ったのに見てももらえません。「えー、見てよう」と駄々をこねたら今度は「もう！　うるさい子ね！　そんな子は嫌いよ」と叱られてしまいました。

とても些細な出来事ですが、このようなことがたくさん積み重なるとこんな信念がひそかに潜在意識に暗示されます。

「自分は愛されていない」
「お母さんに嫌われた」
「私はみんなに嫌われるだろう」
「自分の絵は下手だ」
「楽しいことをして楽しんではダメ」
「はしゃいではいけない」

「感情を表現するのは危険」
「話を聞いてもらう価値もない」

そして自分のその信念を刺激するようなことが外界におこるたび「自分は嫌われたに違いない」という自動思考が走ります。そしてそのネガティブな信念はさらに強固なものとなるのです。

カウンセラーによる傾聴とマインドフルネス

話は変わりますが、**傾聴**という言葉を聞いたことがあるでしょうか？　心理療法やカウンセリングの基本的なスキルです。

カウンセラーがクライアント（相談者）の悩みに耳を傾けて聴くことが傾聴です。そのとき、カウンセラーはクライアントの言葉を否定したり批判したりしません。また、カウンセラーのかんがえを押しつけたりアドバイスしたりもしません。カウンセラーはクライアントをあるがままうけ入れるのです。

あるがままをうけ入れてもらったクライアント（の潜在意識）はこう思います。

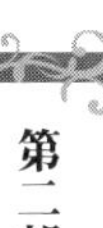

第二部

『この人は自分の話を聞いてくれた。自分のことをわかろうとしてくれた。自分にはそれだけの価値があるのかもしれない』

こうしてカウンセラーに耳を傾けて傾聴してもらうという体験をとおして、潜在意識の中のネガティブな信念、たとえば「自分は嫌われる」、「自分には価値がない」などの破壊的な信念がうすまっていき、自己肯定感が強まります。あるがままの自分をうけ入れてもらったクライアントはカウンセラーを信頼し、自分の心の中を包み隠さずに語ることができるようになります。自分の心の中を語っているうちにクライアント自身が自分自身の心の中を理解し、問題解決の糸口を思いついたり、自分を縛っている苦しみから逃れることができたりするのです。

カウンセラーが外からアドバイスするのではなく、クライアント自身が自らを癒します。そのこととマインドフルネスには、実は深い関係があるのです。

クライアント：彼ったら返事もくれないんです
カウンセラー：返事がもらえなかったんですね
クライアント：そうなんです。私、捨てられちゃうかも
カウンセラー：不安なんですね
クライアント：そう！　不安なんです！

何でも話せると信頼しているカウンセラーに「捨てられちゃうかも」と話し、「不安なんですね」と言われたとき、クライアントは初めて自分が「今、ここ」で不安になっている自分を客観視します。もちろん自分が不安を感じていたことは知っていましたが、一歩引いて「不安」、「自分は今、不安を感じている」と客観視できたのです。

客観視はマインドフルネスです。ネガティィブ思考を手放す第一歩です。
自分が不安にとらわれていることをマインドフルに客観視できたときにはじめ

てその不安を手放すことができるのです。不安な気持ちを打ち消そうとして「大丈夫、大丈夫！」、「きっとかんがえ過ぎよ」と自分を言い聞かせようとしても、「これをきっかけに二人の関係を見直すチャンスなんだ」とポジティブにかんがえようとしてもうまくいきません。マインドフルな状態であるがままの現実をあるがままに観ることだけが不安の解消に役立つのです。

ところでこの場合のあるがままの現実とは何でしょう？　少し突っ込んでかんがえてみます。ややこしいので注意深く読んでください。

『待ち合わせの時間に彼氏が来ない』
『メールの返信が来ない』
これがあるがままの現実でしたが、話はもう先に進んでいます。
『嫌われていたとかんがえ、悲しんでいる』
『嫌われたかもとかんがえ、不安になっている』

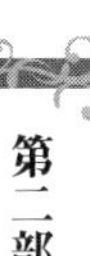
第二部

こちらです。

客観視すべきはもうこちらの思考と感情なのです。そしてカウンセラーに傾聴してもらうことによってクライアントは自分の心の中のネガティブ思考とネガティブ感情を客観視し、マインドフルに観ることができたのです。すなわち、傾聴はクライアントをマインドフルネスに導くがゆえに効果があると言えるのです。

マインドフルに自分を傾聴

心の悩みを解消するにはカウンセラーに傾聴してもらいマインドフルネスになるのがとても有効です。ではいつも悩むたびにカウンセリングに通わねばならないのでしょうか?　**自分でマインドフルになれないのでしょうか?**

A：意図的にマインドフルになる方法を駆使してマインドフルネスの基礎体力をつけてください。すると、悩んでいる最中にリアルタイムかつ客観的に気付けるようになります。つまり偶然のマインドフルネス体験が訪れやすくなります。そこでそのマインドフルネス体験を活かしてください。それが**B：偶然のマインドフルネス体験を活かすエクササイズ**です。カウンセラーがその場にいなくても**自分で自分の心の声を傾聴する**のです。実践の場でマインドフルに自分の心の声を聴くこと、それが悩みを解消するもっとも有効な方法です。

自分の心の声を聴く方法には二つありました。一つはカウンセラーに傾聴してもらうこと、そしてもう一つは自分でマインドフルに心の声を聴くことです。自分自身の心の声をマインドフルに傾聴するとき、自分の心はうれしさにうち震えます。

「話を聞いてもらえた！」
「理解してもらえた！」

自分の心の声に耳を傾けるとき、聞いてもらえたという体験をとおして「自分には話を聞いてもらうだけの価値がある！」という新しいポジティブな信念が芽生えます。そして潜在意識の自己肯定感を弱めていたネガティブで強固な信念が少し揺

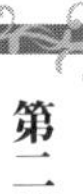

らぎます。かくして、マインドフルネスは自己肯定感を強化するための最大の武器になるのです。

自分を愛するとは？

「あるがままの自分を愛する」とか「あるがままの自分をうけ入れる」という言葉があります。B子さんは彼氏に嫌われたと思い込んで悲しんでいます。もしくは嫌われるのではないかとかんがえて不安にとらわれています。このとき、あるがままのB子さんとは何でしょう？

「嫌われたと思い込んで悲しんでいる」、「嫌われたらどうしようと不安にとらわれている」これが「今、ここ」でのあるがままのB子さんです。このあるがままの自分を愛する、受け入れるとは何でしょう？　愛するとかうけ入れることを好きになることだとかんがえれば、B子さんがこの状態の自分を愛してうけ入れるのはむずかしいでしょう。

私は「愛する、うけ入れる」は「気付く、理解する」と解釈しています。

「愛の反対は無関心」と言ったのはマザーテレサです。だとしたら、愛とは関心だと言えますね。愛する者（物）には関心をもち、もっと知りたいと思うものです。愛する物、好きな物ならばネットで検索したり本を読んだりして詳しく調べるでしょう。愛する者なら？　その人をもっと理解したいと思って耳を傾けて話を聞くでしょう？

愛とは関心をもつこと、そして相手をわかりたいと願い、耳を傾けて相手の話を聞くことです。カウンセラーがクライアントを理解したいと思い傾聴するとき、クライアントはカウンセラーに愛されていると感じるから安心して自分の心の中を話すことができるのです。

マインドフルネスとは「今、ここ」の現実にリアルタイムかつ客観的に気付いていることです。すなわち自分が何をかんがえ何を感じているのかに気付くことです。自分自身の心の声に耳を傾けることがマインドフルネスなら、**マインドフルネスとは自分自身を愛すること**です。

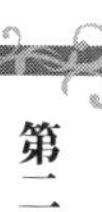

「嫌われたと思い込んで悲しんでいる」
「嫌われたらどうしようと不安にとらわれている」

それがあるがままの自分だとしたら、そんな自分を好きになるのはむずかしいでしょう。そんな自分からは一刻もはやく逃れたいと思うのが本音でしょう。しかし、マインドフルに心の声に耳を傾けてあるがままの自分に気付き、理解することはできるはずです。そして**それが自分を愛すること**なのです。マインドフルに自分の心の声に耳を傾け、理解することが自分を愛することです。自分を愛することができる人は自己肯定感が強い人です。だからマインドフルネスは自己肯定感を強化するための最大の武器なのです。

マインドフルに感謝する――「ありがとう」のパワー

自己啓発の本や心理の本、さらにはスピリチュアル系の本にもよく登場するのが「感謝」です。10万回「ありがとう」を唱えるとすばらしいことがおこります、一日

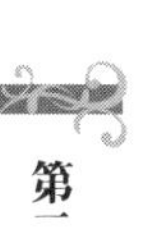

第二部

に3000回「ありがとう」を言いましょう、すべてのものに感謝しましょう、いろいろな教えがあります。

そして確かに「ありがとう」にはすばらしいパワーがあります。

「ありがとう」を連呼しているうちにだんだんと胸が熱くなり、本当に感謝の念がわいてくることもあります。それはとても心地良い体験です。感謝にはすばらしいパワーがあります。それはなぜでしょう？　自己肯定感が弱い人はいつも過去と現在を否定しています。

あんなこと言わなければ良かった……
あんなことしなければ良かった……
あれが足りない、
これが足りない、
あの人がこうしてくれてたら……

ネガティブなことをかんがえているうちにネガティブな感情に浸ってしまいま

す。それに対して「ありがとう」とは過去と現在を肯定することです。あれもこれもすべてすばらしいと賛美することが「ありがとう」です。
ポジティブな思考はポジティブな感情をうみ、そしてポジティブな現実を引き寄せるでしょう。

マインドフル？　自動操縦モード？

ただ、何千回も何万回も連呼するうちに、だんだんと頭がぼうっとしてきて自動操縦モードに入ってくることがあります。自動操縦モードであっても心の中や口に出して語っていることが「ありがとう」のようなポジティブなことであれば問題はありませんし、効果もあるでしょう。

しかし自動操縦モードで「ありがとう」を連呼するとき、注意しないといけないことが発生します。口では「ありがとう」と言っていても、心の中では別のことをかんがえてしまうかもしれないということです。

ありがとう、
ありがとう、
ありがとう、
ありがとう、
（そろそろ晩ご飯の用意を……）
ありがとう、
ありがとう、

これなら大きな問題ではありません。これがもしもこうだったらどうでしょう？

ありがとう、
ありがとう、
（ああっ！　疲れたもういやだ‼）
ありがとう、

自動操縦モードで「ありがとう」を連呼しているならネガティブなことをかんがえてしまっても気付けません。そこでたまたま「ハッ」と我に返ってマインドフルネスが起動してくれればそのままマインドフルに「ありがとう」を言うこともできますが、はたして気付けるかどうか疑問です。
「ありがとう」を自動操縦モードで唱えることは自己肯定感を逆に弱める危険性があるのです。自動操縦モードにいる時間がながければながいほどその危険は増します。

そもそもこの本のコンセプトはマインドフルネスで幸せになる方法を紹介することですから、みずから自動操縦モードに陥る危険性のあるエクササイズではそのまま紹介することはできません。**「ありがとう」と感謝することはとてもすばらしいことです。それにマインドフルネスの要素を組み合わせます。**

ミニワーク　感謝瞑想

私が毎日行っている感謝瞑想を紹介します。

1 心もちゆっくりと呼吸をします。2～3回呼吸に注目して、心地良い呼吸のリズムを探してください。

2 心地良い呼吸に落ち着いたら、息を吸うときに新しい空気と一緒に必要なもの、すばらしいもの、ありがたいもの、清浄なもの、心地良いものが身体の中に入ってくるようにイメージします。

実際に身体にとって必要な酸素が入ってくるのですが、そこを意識化して再確認します。

3 軽く息をとめます。さきほど身体に取り入れたすばらしいものが全身に行きわたるのをイメージします。

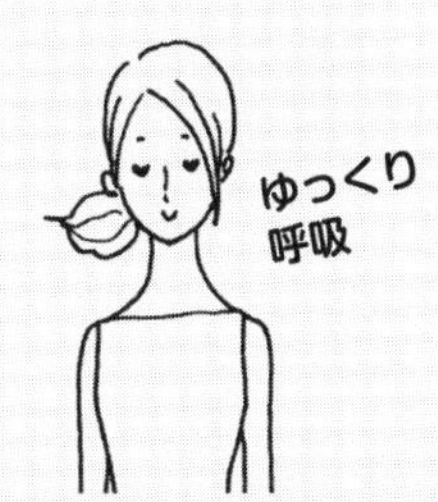

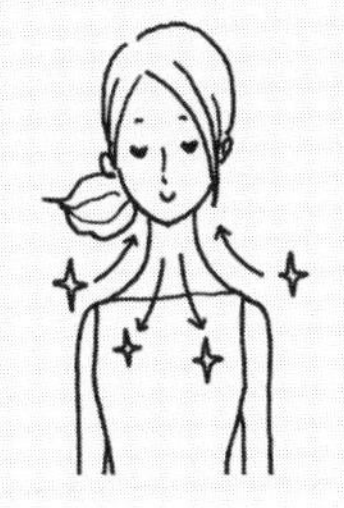

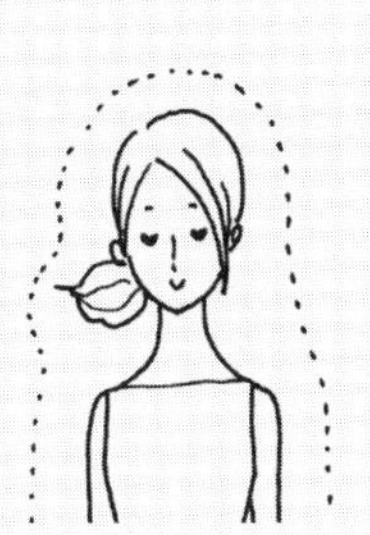

㈯息をこらえて力を入れるのではなくごく自然に、苦しくならない範囲で息をとめましょう。

4 息をゆっくりと吐きます。このときに吐き出されるのは使い終わって汚れた息、不浄なもの、けがれた汚いものではありません。いらないものを吐き出すのではありません。身体を維持する役割を終えたありがたいものを感謝の気持ちとともに送り出すようにイメージします。心の中で、もしくは小さな声で「ありがとう（ございます）」と呟きながらゆっくりと息を吐き出します。

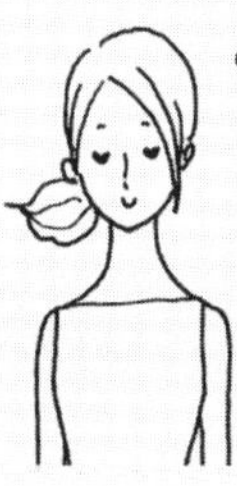

ありがとう

息を吐き終わったらまたゆっくりと息を吸います。新しい空気と一緒に必要なもの、すばらしいもの、ありがたいもの、清浄なもの、心地良いものが身体の中に入ってくるようにイメージします。

この要領でしばし感謝瞑想を楽しんでください。

ゆっくりと呼吸をしながらマインドフルに感謝することはマインドフルネスのトレーニングになります。それは意図的に食べたり歩いたりすることがマインドフルネスのエクササイズになるのと同じ理屈です。というわけですから、感謝瞑想はマインドフルに行うことがとても大切です。マインドフルに感謝瞑想をしている限り、自動操縦モードに陥ってしまうことはないでしょう。

感謝瞑想アドバンス

呼吸による感謝瞑想になれてきたら、そのほかのことにもマインドフルに感謝の気持ちをささげることがとってもすばらしいエクササイズになります。自分の身体や身の回りのもの、自分を取り巻く現実などの中で感謝できるところを探して感謝していくと良いでしょう。

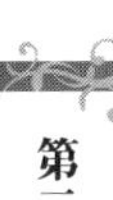

ミニワーク

ゆっくりと呼吸しながら、身の回りを見回してみましょう。

1 たとえばこの本、マインドフルネスについてこの人生で触れることができました。もしも感謝できるなら、この本にめぐり合えたことに感謝して「ありがとう」と呟きます。

2 それをもっている手に注目してください。この本のページをめくれるのは自由に動く手があるからです。じっと手を見て「ありがとう」と呟きます。

3 あなたの二つの目はどうでしょう？　本を読めるのは目が見えるからですね。今日はたくさん本を読んで疲れているかもしれません。「ありがとう」。

4 足を見てください。いつもあなたを支え、歩くことができるのは健康な足があるからです。そんな足にも「ありがとう」。

5 もしかしたらその足が痛いのが悩みかもしれません。そんなあなたの足は痛いのに頑張ってあなたを支えてくれています。そんな足にも感謝の気持ちを込めて「ありがとう」と呟いてみましょう。

6 昨日も今日もご飯を食べることができました。それはとてもありがたいことかもしれませんね。「ありがとう」。

7 その食べ物を育んでくれた大地や水、空気。いつも当たり前過ぎて気が付かないけれど、とてもありがたいものですね。ここで改めて「ありがとうございます」と呟いてみましょう。

そのほか、目の前にあるものはきっとあなたの命を支えるために役に立つものです。もしもありがたいと思えたら、それらのものにも「ありがとう」と感謝の言葉を呟いてみましょう。

ありがとうの反対は当たり前です。

普段私たちは、手や足や目があることはあたりまえだと思っています。自分の身体に感謝の念をもつ機会はあまりないでしょう。手があるから物がもてるのだし、足があるから歩けるのです。目があるからこの本を読むことができました。失ってからありがたさに気付く前に、すでにあるものに感謝できると良いですね。

何のために感謝するのでしょう？　自分が幸せになるためです。あらゆることに感謝していくと、ほら、胸の辺りに温かい気持ちが芽生えてくるでしょう？

偽りのヨロイにも感謝

偽りのヨロイの話を覚えていますか？

「チャレンジしたい！　でも、失敗したら批判される。やめておこう……」これが偽りのヨロイでした。小さいころは自分を守ってくれていた潜在意識のヨロイですが、使えば使うほど一時しのぎになって自己肯定感を弱めてしまうのが偽りのヨロイです。

偽りのヨロイなんてはやく脱ぎ捨てたいと思っているでしょう。しかしいらないものを捨て去るイメージだとなかなか手放すことはできません。そこで感謝瞑想がヒントになります。

「批判されるからやめておこう……」そう思った瞬間にハッと我に返ることができたらすばらしいチャンスです。マインドフルになったあとに「今までお世話になり、ありがとうございました。自分を守ってくれていたのですね。でも今の私にはもう必要がなくなりました」と感謝の気持ちで送り出すことができたら、もっとスムーズに卒業することができるでしょう。

それはあたかも吐く息が不浄なものやけがれたものではないのと同じ理屈です。偽りのヨロイとはいえ、それは潜在意識の中にある自分自身の一部です。あるがままの自分なのです。あるがままの自分自身を嫌い、否定していては幸せになれません。**偽りのヨロイもまたあるがままの自分であるとマインドフルに理解すること**が卒業のための第一歩でしょう。

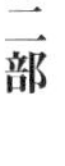
第二部

一度や二度では卒業できないでしょうが、たびたび同じパターンで出てくるたびにマインドフルに気付きやすくなっています。やがて、「批判されるのでは？」とちらりとかんがえた瞬間に「おや？　また出てきましたね」と微笑みながらマインドフルにうけとめることができるようになるでしょう。迦葉（かしょう）が微笑みながら華をうけ取ったときのように。

マインドフルに微笑む

本に集中していてそろそろ疲れてきているのではありませんか？　微笑む話題が出てきたのでちょうど良い機会です。ここでミニワークをしましょう。

ミニワーク　微笑みの瞑想

1. まずは本を置き、背筋を伸ばして深呼吸しましょう。
2. 少し斜め上を見上げるようにして口角を上げて

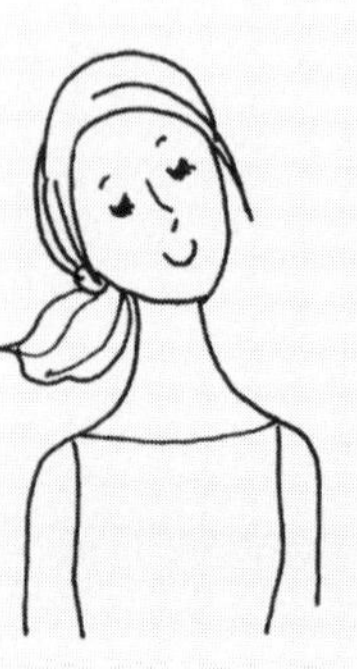

微笑んでください。

つらいとき、悲しいときに「もっと笑って！」なんて言われたら、むしろつらくなってしまうこともあるでしょう。しかしつらい気持ち、悲しみの感情にマインドフルに気付き、意図的に微笑むとき、とてもすばらしいことがおこります。自分と他人を許せてマインドフルに微笑むとき、すばらしい奇跡がおこります。次にネガティブ思考しネガティブ感情に浸っていることに気付いたらチャンスです。どうぞためしてください。

マインドフルに許す――なぜ許せない？

ごみをポイ捨てしたり歩きながら煙草を吸う人を見ていやな気持ちになる人はいませんか？　迷惑駐車をする人、無理な割り込みをしてくる人を見てケシカランと思いませんか？　だれかがルールを破って良い思いをしているのを見てずるいと思いませんか？　公衆の面前で他人の迷惑をかんがえずに騒いでいる人を見て眉をひそめませんか？

私はそんな人たちを見てとてもいやな気持ちになり、ケシカランと思い、ずるいと思い、眉をひそめそうになります。「自分ならそんなことはしない！」と思います。それが私のあるがままの気持ちです。

私たちは子供のころから人の迷惑にならないようにしなさいと教えられてきました。そして迷惑をかけたときは叱られてきました。いつしかその教えは私たちの潜在意識に浸透して「迷惑をかけてはいけない」という信念を形成し、迷惑をかけそうなことをしようとすると躊躇するという習慣ができました。

ごみをポイ捨てしたり歩き煙草をすることを自分に禁じ、そしてずるいことはしないようみずからを律しています。迷惑をかけることを自分に禁じているのはなぜでしょう？　迷惑をかけたら批判されるからです。批判されるようなことはしないようにするのです。これは「偽りのヨロイ」の一つのパターンです。

自分に禁じていることを他人がしていると憤りを感じ、許せない気持ちになります。そのとき、「私はちゃんと自分を律して迷惑をかけないようにしている！　それなのにあなたは！」と顕在意識に上ることはあまりないでしょう。

しかし怒りを感じているとき、すべての怒りではないにしても潜在意識でこの信念（迷惑をかけてはいけない）が動いているケースがたくさんあるのです。**自分に禁じているから他人にも禁じたくなるのです。**そしてイライラしてしまいます。結果的に**自分の感情が他人の行動によって支配されてしまっている**のです。

ケシカラン他人を許せたらどうでしょう？

どんなにか楽なことでしょう！

「悪いのはケシカランことをする他人である！　許してたまるものか！」

「許さないのが社会のためだ」

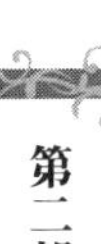

第二部

その気持ちよくわかります。私もそう思います。それがあるがままの私の感情です。そしてすべての悪を許せと言うつもりもありません。ただ、許せない気持ちの中に、自分に許していないから他人にイライラするというケースがあるのならどうでしょう？　他人に対するイライラが自分の潜在意識の信念と「偽りのヨロイ」に気付くきっかけになりそうです。

急な割り込みをされて怖い思いをして憤っているときに「彼はきっと急いでいるのだろう」と大目に見てあげるのはとてもむずかしいことです。そんなポジティブ思考ができるなら苦労はしません。私にできることは、マインドフルに自分の気持ちに気付いてあげることです。

ぶつかりそうになって「あぶない！」、「ケシカラン」とかんがえたことや、「恐怖」、「怒り」の感情にマインドフルに気付くことができれば、その思考・感情から一歩離れた視点に立ち少し冷静になれます。その結果、恐怖や怒りから自由になれれば「自分ならそんなことはしない」という思考や偽りのヨロイを形作る信念にもマインドフルに気付けるかもしれません。つまり「他人の迷惑になるな！」という信念に自動的に支配されていた自分に気付きます。すると、その信念から少し自由になれるでしょう。

では他人の迷惑になっても良いのでしょうか？　マインドフルネスとは他人の迷惑をかんがえずに勝手気ままに行動する人を創ってしまうのでしょうか？

そうではありません。**自動的に支配されていた信念から自由になって、自らの意志で正しいことを選択できるようになる**のです。もしかしたら、それはもうすでに必要がない信念かもしれません。だとしたら自分に許可が出せるようになるでしょう。たとえば「人前で目立ってはいけない」、「感情を表してはいけない」という子供のころに作ってしまった信念がすでに不要になっていると気付いたら？　今まで自分にかけていた制限をはずしていろいろなことにチャレンジできるようになる可能性もありますね。すばらしいと思いませんか？　それは自動操縦モードで信念に従うことから自由になり、自らの意志でマインドフルに自分の人生のハンドルを握るということです。

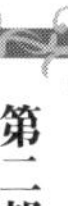

マインドフルアファメーション――肯定的自己宣言

もう一つ、マインドフルネスを使って自己肯定感を強化する方法を紹介します。
それがアファメーションです。

私はできる
私は強い
私には無限の可能性がある
私は幸せだ
私は満ち足りている
私は合格する
私は愛される価値がある……

そのほかいろいろなアファメーションがあります。
アファメーションは肯定的な自己宣言です。こうなりたいという理想の自分、理想の現実を夢見て先取りし、宣言します。

お金がほしいとき、「お金がほしい」と宣言するのではなく、すでにお金がたくさんある状況を想定してイメージし、ワクワクしながら「私は豊かだ」と宣言するわけです。このとき、「お金がほしい」とか「ああっ！　お金さえあれば幸せなのに」という本心ではなく「私は豊かだ」と肯定的に宣言するのがコツなのです。

もしも「お金がほしい」などと本音で語ると大変なことになります。「お金がほしいのは今、お金がないからである。すなわち、私はお金がないのである」という暗示が潜在意識に入り、それが実現していつまでも裕福になれないという現実を引き寄せます。だからアファメーションでは夢や目標がすでにかなったとイメージしてワクワクした感情を味わい、そして肯定的な自己宣言をするのが正しいのです。

理想と現実のギャップ

しかし、現実には「お金がない」のです。それなのに「豊かだ」と宣言するのはなかなかつらいものもあります。理想と現実のギャップが苦しいのです。そのギャップを乗り越えて正しくイメージし、ワクワクした感情を味わえるかどうかが

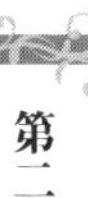

アファメーションを効果的にするかどうかの分かれ目になります。

これがこと自己肯定感に関係する内容になるとさらに難易度はアップします。

「私は嫌われる」

「私には愛される価値がない」

「私は私が大嫌い」

そんなつらい信念をもっている人が、

「私は愛されている」

「私には愛される価値がある」

「私は私が大好き」

こんなアファメーションを唱えるとしたら、潜在意識が激しく抵抗するでしょう。

「……そんなわけがない」

「……嘘っぽく聞こえる」

そしてアファメーションを唱えること自体がつらい作業になってしまいます。アファメーションは正しく使えば自己肯定感を強化するツールにもなるのですがこれでは逆効果になります。自動操縦モードでつらい作業をするならば、自己肯定感はさらに弱くなるでしょう。

ここまでいくつかのキーワードを出してきました。

「潜在意識の抵抗」
「自動操縦モードでつらい作業」

もう答えは出ていますね。そう、マインドフルネスです。

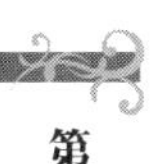

ミニワーク **マインドフルアファメーション**

マインドフルにアファメーションをします。そしてアファメーションをしたときに、もしもそんなふうにかんがえられないとネガティブにかんがえ、つらい感情が出てしまったとしたら、マインドフルに心の声を聴くのです。

「嘘くさく感じてアファメーションの言葉が信じられないいんだね」
「愛される価値があるなんてとても思えないんだね」
「アファメーションをすることでつらく感じるんだね」

カウンセラーがクライアントの心の声を聴くように、自分で自分の心の声を聴いていきます。すると、声を聴いてもらえた心は喜び、ほっとして一息つけます。

その結果、

「こんな私でも、もしかしたら愛される価値があるのかもしれない」

「自分のことを少しずつ好きになれるかもしれない」

少しずつそのように思える自分に近づいていきます。アファメーションは肯定的自己宣言です。こうなりたいという夢や目標がすでにかなったとイメージして宣言することで夢や目標を近づける効果があります。

ただ、自己肯定感が弱い人が、自己肯定感にかかわるアファメーションをするときに注意する必要があるのです。それが潜在意識の抵抗です。**その抵抗の声をマインドフルに聴くことが必要**なのです。

すべてはアファメーション

「絶対合格！」受験直前の予備校では鉢巻をしてアファメーションをします。

「目標必達！」月末の営業所では拳を突き上げながらみんなで叫びます。

これらはアファメーションです。合格や今月の目標を達成したという理想の姿を思い描き、心を奮い立たせてアファメーションができればパフォーマンスが向上し

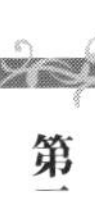
第二部

ます。その結果、合格や目標達成という夢や目標がかなう確率はアップするでしょう。

ところが言葉だけで勉強をしないとか、営業活動に出掛けないとしたらどうでしょう？　合格できるはずもなければ売り上げも達成されないはずです。言葉だけでなく実際の行動も必要だということですね。当たり前の話で、これはとてもわかりやすい例です。

ところがこんな例はどうでしょう？　自分に自信がなく、人前で話をするのが苦手だという人です。こんなアファメーションを毎日唱えています。

「自分は自信がある」
「人前で堂々としゃべれる」

ある日、上司に呼ばれて会議の司会や朝礼のスピーチを頼まれます。しかしまだ自信がありません。そこで腰が引けてしまい、断ってしまいました。言葉では「自信がある、堂々としゃべれる」とアファメーションしているのに、現実の行動ではアファメーションと逆の行動をしてしまいました。これでは効果は半減、というよりむしろ逆効果になる可能性もあります。「いつもアファメーションしているのにしり込みしてしまった！」と自己嫌悪したら、むしろ自己肯定感は弱くなってしまうでしょう。

アファメーションは言葉だけではありません。行動もまたアファメーションとなって自分の潜在意識に作用するのです。これを**行動のアファメーション**と呼びます。

もしも言葉のアファメーションと行動のアファメーションが食い違っていたら、言葉でやると言って実際にやらなかったら、潜在意識への影響力は行動のアファメーションが勝ります。

では何が何でも不安を押し殺してチャレンジしなければいけないのかと言えばそれではハードルが高すぎます。そこで実行可能なまでにハードルを下げて実行す

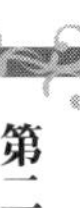

第二部

るのが現実的です。今の実力だと司会は無理だ！　しかし最初の開会のあいさつだけならやろうと思えばできそうだと思えば、その部分だけ引きうけるというのはどうでしょう？　「自信がある、堂々としゃべれる」という最終的な目標に向けて小さな一歩を実際に踏み出したことになります。

このとき、**潜在意識には「自分は目標に向かって実際に踏み出した！」という力強いメッセージが届きます**。もちろん、不安は出ます。今の自分の現状を超えて一歩踏み出すときに不安を感じない人はいないでしょう。その不安には？　そう**ここで活躍するのがマインドフルネス**なのです。

「やろうと思えばできそうだと思えるまでハードルを下げ、そしてそれでも出てくる不安にはマインドフルであること」それが**行動のアファメーションのコツ**です。

実際に最初のあいさつに立ったときにやはり緊張してしまったとしたらどうしましょう？　そのときは「**姿勢や態度のアファメーション**」です。アファメーションのコツは夢や目標がすでにかなったとイメージしてワクワクしながら宣言することです。

宣言といっても、あるときは言葉で、そしてあるときは行動をもって宣言します。今回は姿勢や態度です。姿勢や態度もまたアファメーションになります。

この場合、夢や目標のイメージは「自信があって堂々としゃべる」でした。自信があって堂々としゃべる人はどのような姿勢を取っているでしょう。おどおどとして落ち着かず、きょろきょろしている印象はありません。きっと胸を張り、ゆっくりと歩き、落ち着いた低い声で話すでしょう。だったら、胸を張り、ゆっくりと歩き、そして落ち着いた低い声で語れば良いのです。すると潜在意識には「堂々とした自分」が暗示されて、気分が少し落ち着きます。最初は演出で効果があとからついてくるのです。

ところであいさつの最中に「堂々とした自分」を演出するにはマインドフルネスが必要ですね。「今、ここ」で不安に押しつぶされそうになっている自分をマインドフルに観て、不安を幾分でも手放せたからこそ、「堂々とした自分」を演出するゆとりが出るのですから。逆にプレッシャーの中で「堂々とした自分」を演出することによってマインドフルネスも鍛えることができるでしょう。

第二部

以上、肯定的な自己宣言であるアファメーションを効果的に活用し、自己肯定感を強化するために必要なマインドフルネスについて解説しました。アファメーションで自己肯定感を強化するコツ、それは自己肯定感が強い人の言葉、行動、姿勢、態度をマインドフルにまねることです。そしてマインドフルにアファメーションすることでマインドフルネスを強化することもできるのです。

身体の声を聴く――自分を大切にする

自分を大切にしましょう。

たとえば、

暴飲暴食をせずに腹八分を心がけたり
夜更かしせずに早寝早起きを心がけたり
過労やストレスを避けたり
逆に運動不足の人は適度な運動を心がけたり

心が穏やかになる景色を眺めたり
ときには大好きなものを食べたり
自分に優しい言葉をかけたりしましょう

そういう自分を大切にすることが自分の潜在意識にどんな影響をあたえるのでしょう？　「自分は大切だ！」自分を大切にすることでそういうポジティブなメッセージが潜在意識に入ります。

逆に自分を大切にしない習慣が潜在意識にあたえる影響はとても恐ろしいものになります。たとえば、

夜更かししたり、
暴飲暴食をしたり、
やけになったり、
捨て鉢になったり、
深酒、喫煙、ドラッグ、

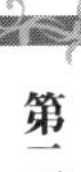
第二部

愚痴や文句などのネガティブな言葉など。

これらはこんな恐ろしいメッセージになるわけです。

自分なんて存在するだけの価値もない！

つまらない人間なんです！

ミニワーク

次の食事はマインドフルに味わって食べましょう。腹八分を心がけましょう。

今ここにある危機

私は高いところが苦手です。しかし安全だとわかっていれば大丈夫です。手すりのあるところなら100メートルを超えるゆれる吊り橋だろうが、1万メートル上空を飛んでいる飛行機だろうが怖くありません。ところが安全が確保されていないと手すりがないとたんに怖くなります。ほんの2〜3メートルでも足がすくみます。落ちたら大けがをするし、下手をすれば死ぬかもしれないからです。手すりがない岸壁から下を覗くときなどは腰が引けてしまいます。でもそれで良いと思っています。

もしも目の前に腹ペコのライオンがいるならばポジティブにかんがえている暇などありませんね。さっさと逃げるべきです。不安や恐怖は命を守るためのものであり、本来の目的に沿っていれば問題ありません。不安や恐怖の対象が「今、ここ」にあるかどうかが問題です。手すりがあるのに恐怖に震え、ライオンがオリを破ったらどうしようと不安になるならどうでしょう。それはたいそう怖がりだと言えるでしょう。

「今、ここ」にない危機に対して過剰な反応を示していては大変です。ストレスは身体の緊張を呼び、心身を疲弊させます。手すりのない吊り橋だとか、オリの中のライオンの例ならわかりやすいのですが、これが日常生活の中のストレスになるとわかりにくくなります。

もしもB子さんのように嫌われるのではないかと不安に思い、嫌われたと思い込んで悲しみ落ち込んでいるとしたら、手すりのない吊り橋やオリの中のライオンを怖がっている人を笑えません。

「今、ここ」で必要のないネガティブ感情はなるべくはやく手放したいですね。もちろん、そんなときも不安や悲しみなどのネガティブ感情にマインドフルに気付けば、そのネガティブ感情は手放すことができます。

もう一つの方法として、身体の声を聴くという方法もあります。

「今、ここ」で不安、緊張、恐れ、悲しみなどのネガティブ感情で身体がどのように反応しているのかを感じるのです。ストレスで緊張しているのがいつも悪いわけではありません。「今、ここ」で緊張が必要な場合もあります。「吊り

緊張と弛緩のバランス

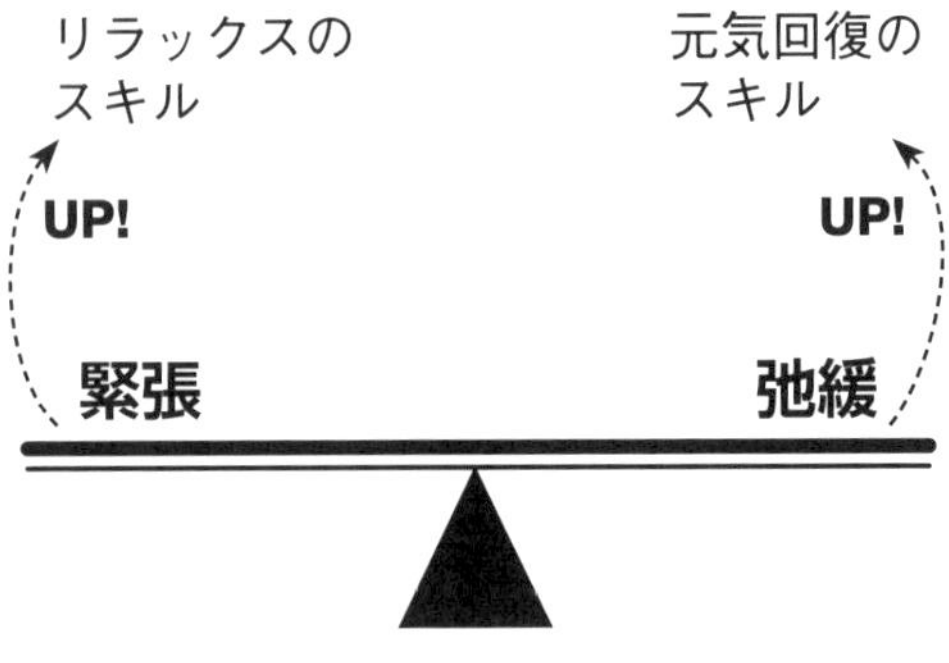

橋」、「ライオン」の例でもわかるとおり、緊張が必要なときは緊張し、緊張が必要ないときはリラックスできることが大切なのです。

リラックスのヒント

心身相関、心身一如の言葉のとおり、心は身体に影響し身体は心に影響します。心にゆとりがあれば身体はリラックスしますし、心が緊張していれば身体も緊張してしまいます。逆に身体を先にリラックスさせれば心にも影響して心にゆとりをもたらすこともできるのです。

ストレスのさなか、緊張の真っただ中で「リラックス、リラックス！」と心の中で叫んでもほとんど効果はないでしょう。しかし肩をぐるぐるとまわして緊張をとれば、心にもゆとりがうまれるというわけです。

自分が緊張していることがわかっているならば、その緊張を解くためにマインドフルに身体の声を聴いてみましょう。肩や首にコリや張りが感じられたら、そっと力をぬいてみましょう。まず身体をリラックスさせるのです。すると心もまたリ

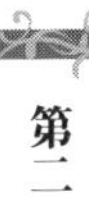

ラックスします。

この作業、マインドフルでなくては思い出すこともできません。ゴルフのパットや野球の投球の前に肩をぐるりとまわしてリラックスする心のゆとりはマインドフルネスのたまものです。

1センチの奇跡

この本を読んでいてだいぶ疲れてきたことでしょう。そろそろリフレッシュしましょうか？

ミニワーク　マインドフルストレッチ

1 立っていても座っていても大丈夫です。そのまま軽く背筋を伸ばします。

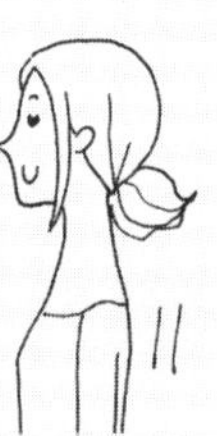

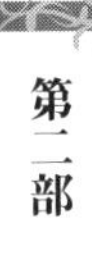

2 本から目をはずし、1センチあごを上げて斜め10度くらい上を見上げます。

3 胸の中心を意識します。その胸の中心を1センチ上に上げ、1センチ前に出します。

4 肩を1センチ後ろに引きます。肩甲骨を1センチ寄せるイメージでもOKです。

5 眉毛を1センチ上げて目を見開きます。

6 口角を1センチ上に上げます。

7 握り拳をつくって天に向けて突き上げ、「よし! やるぞ!」と言ってみましょう。

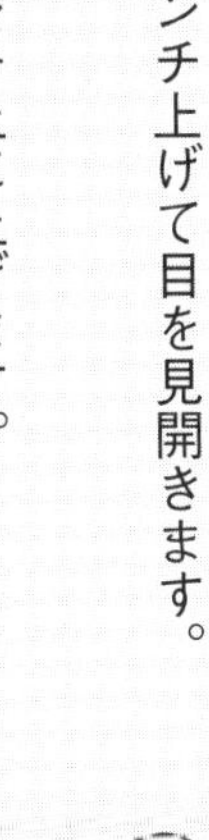
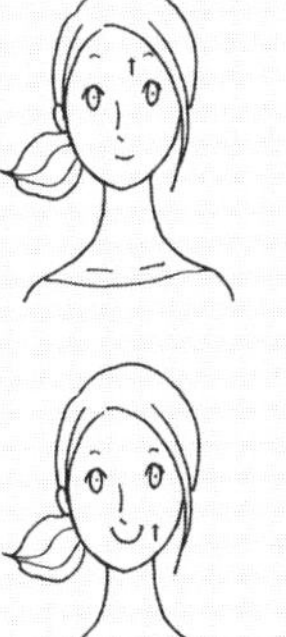

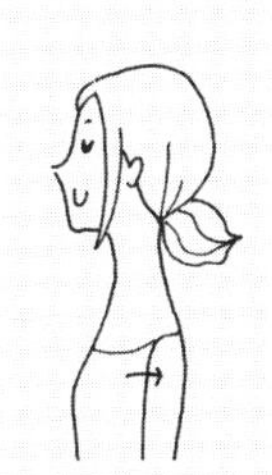
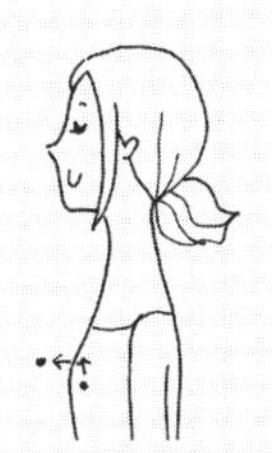
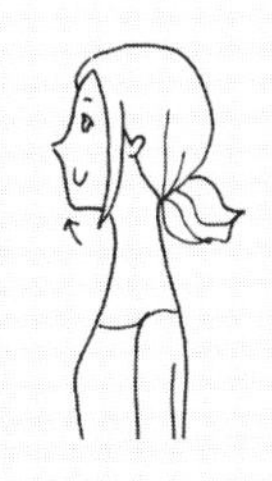

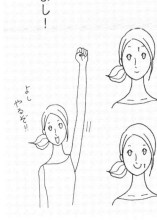

どうです？　気分が前向きになり、やる気が出てきましたか？　身体は心に影響します。身体が前向きになれば心もまた前向きになるのです。

たとえば明日までに原稿をかかなくてはならないのにどうにも気合が入らないときのように逆に緊張感がほしいときもあるでしょう。そんなときのヒントとしてお使いください。意図的な行動はマインドフルに行うことが可能です。どうかマインドフルに取り組んでみてください。そして心と身体の変化にマインドフルに気付いてください。

マインドフルな自己肯定感強化法のまとめ

自己肯定感とはあるがままの自分を「それでよし」と肯定できる感覚です。これは潜在意識の領域に属しているので普段は気付くことが少ないのですが、折に触れて私たちの思考や感情、そして人生全体を支配します。

自己肯定感が強ければ物事をポジティブにうけ止めてポジティブなかんがえ方

をし、ポジティブな言動をしてポジティブな現実を引き寄せます。すると自己肯定感はさらに強くなります。ポジティブなスパイラルに乗ってどんどん幸せになります。

自己肯定感が弱い人はその逆に、物事をネガティブにうけ止めてネガティブ思考をし、ネガティブな言動をしてネガティブな現実を引き寄せます。その結果自己肯定感はさらに弱くなります。ネガティブスパイラルの結果、さらに不幸せになるのです。

マインドフルネスでネガティブ思考を手放し、ネガティブ感情を癒し、ネガティブな言動を減らしていくことでこのネガティブスパイラルを断ち切ることができます。

さらに自己肯定感を強くするためには自己肯定感が強い人がするようにポジティブにかんがえ、ポジティブに言動し、ポジティブな現実を引き寄せるという方法があります。それが**アファメーション**です。マインドフルにアファメーションをするのが自己肯定感を強化する一つの方法です。

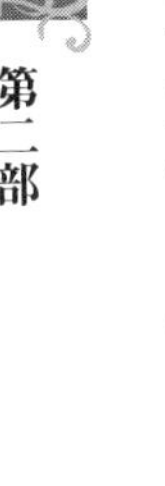

第二部

自己肯定感が強い人は自分を愛せる人です。自分を愛せる人は、ほかの人も愛することができます。さらに慈悲の心、感謝の心をもち、人の過ちを許すことができるようになります。

人を愛し、慈しみ、感謝し、そして許すことができれば自己肯定感を強化することができるでしょう。しかし自動操縦モードのままでネガティブ思考の渦に巻き込まれている最中にそれらをすることはとてもむずかしいことです。

まずマインドフルになるのです。

するとネガティブ思考から距離を置くことができるので、自分を愛し、人を愛し、慈しみ、感謝し、そして許すことが可能になります。

リラックスが必要なときもあれば、逆に緊張感が必要なときもあります。マインドフルに身体の声を聴き自分を大切にすることは自己肯定感を強化するうえでもとても大切です。自己肯定感が強い人は自分を大切にできる人です。自分を大切にすることが自己肯定感を強化することにもつながるのです。

第三部　マインドフルネス体験

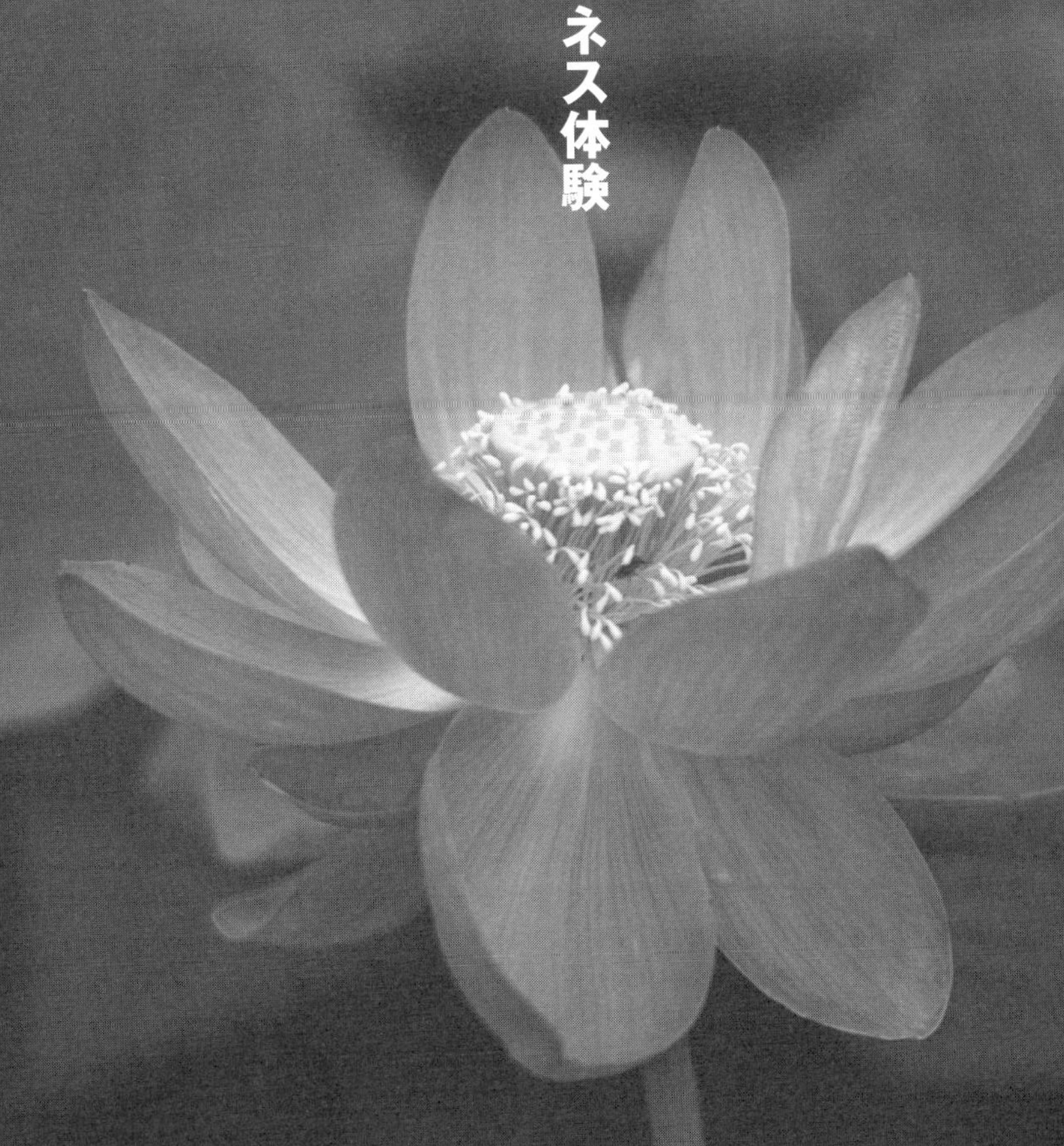

マインドフルネス体験

この章では、私のセミナーを受講してくださった方々や私自身のマインドフルネス体験をシェアします。具体的な例でマインドフルネスの効果を見ていただくと理解がより深まるでしょう。

私自身のマインドフルネス体験

私は日常生活の中でいくつかマインドフルネスに取り組むポイントをきめています。これをするときにはマインドフルになるように心がけるというポイントです。

例をあげると、ドアを開けて部屋の中に入る瞬間にはマインドフルになるように努力します。するとその部屋で出会う人やものに対して、余計な先入観をもつことなくニュートラルな気持ちで向き合うことができるのです。

いくつかあるポイントの中で、とりわけ学びが多いのが自動車の運転です。はやく目的地につきたい欲、割り込まれたときの怒り、信号が変わった瞬間の喜びや落胆などさまざまな感情がわいてきます。その感情や思考を観察することで気付きや自己理解が深まることが多いのです。そんな気付きをいくつか紹介します。

車間距離をあけて運転していると割り込まれることがあります。声を荒げたりはしませんが、ムカッとすることもあります。マインドフルネスの稽古をしているからといって悟りを開いたわけじゃないから当然です。割り込まれてムカッとするのが**あるがままの私**です。あるがままの怒りの感情を観察していると、やがて怒りは少しずつおさまってきます。

すると、突然こんなかんがえが浮かびます。

「きっと急いでたんだろうなあ。もしかしたらトイレに行きたかったのかも」

割り込んできた人に対する慈悲の心が芽生え、同時に怒りの感情は消え去り、く

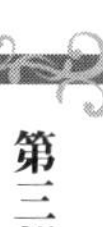

第三部

だんのドライバーのことはすでに許しています。さらに、怒りの感情を観察して手放すという得難いマインドフルネスのきっかけをあたえてくれたドライバーに感謝の念がわいてきます。

そのころにはまるで青空のように心は晴れ晴れとしています。

ウインカーを点滅させて割り込ませてくださいとお願いされることもありますね。割り込ませてあげると、ハザードを点滅させてお礼を言われたりしてうれしくなったりもします。

人の役に立って喜ばれたい！　それもまた**あるがままの私**です。あるがままの喜びの感情を観察していると、心はどんどん澄み渡り、ますます喜びが深まってきます。横道から入りたがっているドライバーを入れてあげようとするとき、親切心の奥でうごめいているのはお役に立って喜ばれたいという欲望です。認められたい欲に気付かぬときにはえてして、タイミングが悪くて入れてあげられないという結果に終わることが多いようです。そんなときは一抹のさみしさ、お役に立てなかった残念な想い、相手ドライバーへの同情心などの感情が観察されます。不思議なことに怒りの感情が観えることもあります。「なんでさっさと入ってこないのか」と批判している自分にも気付きます。

欲望が満たされないときに怒りやいらだち、相手を批判する気持ちが出るのもまた**あるがままの私**です。

あるがままの自分をマインドフルに理解し、「お役に立つべし」という信念に引きずられている自分に気付いて怒りを手放すことができたときにはニュートラルな気持ちにもどっています。この体験、すなわちリアルタイムに怒りを手放す体験をするたびに「お役に立つべし」が少しずつうすまっていくようです。そして「お役に立つべし」を卒業したときに、本当の意味でお役に立つ人間になれるのだと思います。

自分自身がやむを得ず無理な車線変更をしてしまうこともあります。そんなときにクラクションを鳴らされると悲しくなります。ときには罪悪感の裏返しで怒りが出てしまうことも！　それもまた**あるがままの私**です。あるがままの悲しみや怒りの感情を観察していると、やがて悲しみ・怒りはおさまり、自分と相手を慈しむ心

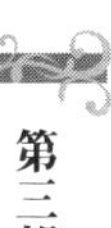

第三部

が育ちます。

青信号がつづき、スムーズに進んでいると自分が幸運であることに気付きとてもうれしくなります。ところがいくつか青信号がつづくといつのまにか、アクセルを踏み込んでいる自分に気付きます。この幸運がいつまでつづくのか心配している自分がいます。黄色から赤に変わってしまうのを不安に思っている自分に気付きます。その不安をマインドフルに客観視できないときには目の前にのんびり走っている車が現れてよけいイライラしてしまいます。まるで神様が私に不安に気付けと言っているようです。青信号を見て不安が出てしまうのも**あるがままの私**です。目の前をゆっくり走って邪魔をする車にイライラするのもまた**あるがままの私**です。その不安やイライラをマインドフルに感じていると、やがて心は穏やかになっていきます。

不安を手放せば行動は自由になります。

不安に支配されて自動操縦モードでアクセルを踏み込み加速せざるをえなかった自分はもういません。アクセルを緩めるのも、また踏み込んでさらに加速するのも自由自在です。アクセルを踏み込んで前の車を追いぬくときもマインドフルな行動になっていて怒りやイライラからは自由になっています。また、あえてゆっくりと走り、イライラが再燃しないか観察することも自由です。

以上、私自身のマインドフルネス体験が読者のみなさんのお役に立てることを願っています。

みなさんのマインドフルネス体験

セミナーや講座を受講された方々のマインドフルネス体験をご紹介します。

【怒りを手放す】

1 孫を3人連れ、ファミレスで食事をしているおじいさんがいました。2歳ぐらいの子供が椅子から転落して大泣きし、おじいさんもオロオロとしていました。『ちゃんと面倒を見ないと危ないじゃないの』とイライラしているときにふとマインドフルになれました。イライラを手放せたところで、泣いている子供の痛みが癒され困っているおじいさんが幸せになってほしいという気持ちがわいてきました。

「あの子の苦しみがなくなりますように」

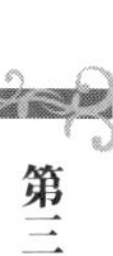
第三部

「おじいさんが幸せでありますように」

慈悲の瞑想を唱えているととても穏やかで幸せな気持ちになってきました。ふと気付くと子供も泣きやんでおじいさんと3人の子供たちは笑顔で何か話していました。

コメント

普段から呼吸瞑想をすることで、実際のストレス場面でマインドフルネスになれました。さらにこの方は慈悲の瞑想も実践されていたのでマインドフルネスのあと、自然に慈悲の心がわいてきたのでしょう。

2 朝の出勤前。娘がグズグズしてなかなか着替えをせず、遅刻しそうで気がかりでした。イライラしていると娘も委縮して泣きそうな顔になりました。「はやく着替えて！」と怒鳴りそうになってハッと我に返りました。そのとたんにスッと気持ちが落ち着いてきて、表情も緩んで自然に笑顔になりました。不思議なことに自分の気持ちが落ち着くと、娘もほっとしたような表情になり、立ち上がって着替えを始め、親子で時間どおりに出掛けることができました。

コメント

怒りやイライラは伝染します。お母さんがマインドフルネスでイライラを手放せたことで娘さんも気持ちにゆとりができたのでしょう。

【あせりを手放す】

その日はとても忙しい日でした。朝からあせりながらデータ入力や資料作成をしているとパソコンが突然フリーズ！　午後の会議に間に合わない‼　「どうしようどうしよう！」の渦の中でハッと我に返りました。するとすぐにあせりがおさまってきました。

「そうだ！　再起動しよう」そう思いついていったん再起動し、その間にトイレに行ってコーヒーを入れてもどってくると、パソコンも無事回復していました。あせりを手放したあとは落ち着いて仕事ができました。不思議なことにゆっくりと丁寧

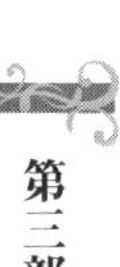

第三部

に仕事をしたほうがかえって作業ははかどりました。

コメント

マインドフルに丁寧に仕事をすると仕事の質も能率も向上することが多いのです。さらにマインドフルに仕事をすることで間接的に自己肯定感を強めることもできます。マインドフルに丁寧に仕事ができるすばらしい自分が潜在意識に暗示されるのです。

【不安を手放す】

苦手な上司に了承を得なければいけないのですが、気が重くて先延ばしにしていました。その日は家に帰ってからもどうしようかとかんがえていたら、次第に不安になってきました。

自分が不安に陥っていることに気付いた瞬間に、なぜか急に気が楽になって「明日はちゃんと報告しよう」と決意しました。

コメント

気が重い仕事はつい先送りにしてしまいます。するとますます億劫になるという悪循環です。さっさとやるしかないとわかっていても、自分が何に不安を感じているかに気付きその不安から目をそらさずに直視できないと、手放すことはむずかしいでしょう。

この場合はマインドフルに不安に向き合うことで不安を手放すことができました。その結果、「今、ここ」で必要なこと、すなわち「上司にきちんと報告し、相談する」という覚悟ができたのです。

【罪悪感を手放す】

ある日、忙しかった仕事が一段落してのんびりと過ごしていました。充実感がなく、何となくさみしいようなへんな気分を感じている自分にふと気付きました。そこで心の声を聴き、そのときの感情にラベリングしてみました。

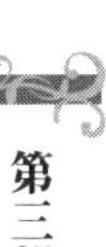

第三部

「あせり」
「空虚感」
「いらだち」そして
「罪悪感」とラベリングしたときにわかりました。私が感じていたのは罪悪感だったのです。その罪悪感をあるがまま感じているとやがて気持ちは落ち着いてきました。そこからはのんびりとした気持ちで時間を過ごすことができました。

コメント

忙しく仕事をしているときは充実感があるのですが、のんびりとしている自分は許せないようです。それは「お役に立つべし」、「怠けてはいけない」という信念が関係しているようです。

その信念から自由になったとき、初めてリラックスしてのんびりを楽しむことができたのでしょう。

【悲しみを手放す】

先日とてもきれいな場面があって写真を撮ろうとスマホを開いたときに手が滑り、シャッターチャンスを逃してすごく悲しい思いをしている最中にハッと我に返りました。

すると心が穏やかになり、「もしかしたら写真に撮るよりも、「今、ここ」を感じて楽しめという啓示かもしれない」と思えてきました。

コメント

最初は小さな悲しみでも、自動操縦モードで悲しみに浸っているとさらに悲しみの連鎖に陥りぬけ出せなくなります。

ただ、本当に大きなものを失ったときにはしっかりと悲しむこともまた必要です。たとえば愛する者を失ったときには十分な喪の期間が必要です。そんなときは「悲しくなんかない！」と強がるよりも素直に悲しみを感じることもまた大切です。マインドフルに悲しみを感じるとき、それが「今、ここ」で必要な悲しみか、はたまた手放して前に進んだほうが良いのかはおのずと明らかになります。この場合は

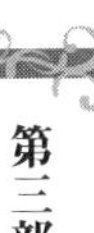

後者ですぐに手放せました。

【やる気が出ない】

1 やる気が出ないまま、だらだらと資格試験の勉強をしているときにハッと我に返り、自動操縦モードで勉強している自分に気付きました。
自分の心の声をマインドフルに聴いていると心が穏やかになり、だんだんと集中力が増してきて勉強がはかどりました。

コメント

やる気が出ないという一種の倦怠感に対してもマインドフルネスが効果があったということです。「今、ここ」から思考が離れて散漫になっている状態では勉強に限らず何事もうまくいきません。マインドフルに勉強することが合格の秘訣です。

2 ちょっと面倒な仕事があって、ついつい先送りにしていたら、だんだんと気分が重たくなってきたことに気付きました。

自分の気持ちを観察してみると、失敗して非難されるのがいやだったようです。「恐れ」とラベリングし「非難されるのを恐れている」と実況中継してみると、だんだん気分が軽くなりやる気が出てきました。そこでとりあえずできるところから始めよう、企画書にタイトルだけでもつけようとパソコンを立ち上げ、そして一気にかき上げることができました。

コメント

面倒なことを無自覚に先送りにしていると自己肯定感がどんどん弱くなります。

あとでやろう
↓今はしない
↓今はできない
↓私にはそれはできない

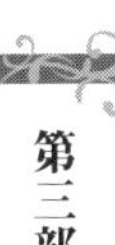

第三部

徐々に無力感がエスカレートします。

この無力感、マインドフルに自覚できていればまだ良いのですが、無自覚であれば知らぬ間に潜在意識に忍び込み、自己嫌悪から自己肯定感を弱めます。

解決策はただ一つ！　先送りにしていたことを「今、ここ」で始めるのです。それ以外にはありません！　そのとき、マインドフルネスがとても重要です。何を恐れて先送りにしているのかを知り、その不安や恐れを手放すことがカギになります。

もう一つの秘訣は初めから完ぺきにやろうとせず、できるところからとりあえず始めてしまうということですね。この場合、タイトルだけでも付けようとしたことが功を奏したようです。「今、ここ」でできることを探し、「今、ここ」ですぐに始めるのが面倒な仕事をやるときのコツです。

【気後れを手放す】

最後にもう一つ私自身のマインドフルネス体験をシェアしてこの項を終わります。

セミナーや個人セッションをしていると、社会的に成功している人、自分よりもマインドフルネスや心の問題に詳しい人が受講されることがあります。そんなときに、『私の話でいいの？』という想念が流れることがあります。昔の私は自己肯定感がとても弱い人間で、自分には価値がないしこんな自分の話を聴いてくれる人なんかいないと思い込んでいた時期があります。

昔の古いパターンから「自分には価値がない。こんな私の話には……」とかんがえ、気後れするときには「いや、自分には十分価値がある」とアファメーションでアプローチするのも一つの手ですが、それが有効なのはマインドフルにアファメーションするときだけです。自動操縦モードで「自分は価値がある自分は価値がある自分は価値がある」と連呼しても心はうわずるばかりです。マインドフルに「私は今、気後れしている」と客観視できると、「まあ、いいか……これ

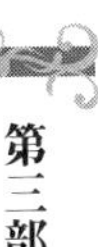

第三部

も縁だし、きっと相手にも何かのヒントになるだろう」と思えてきます。そして落ち着いてセミナーをつづけることができるのです。

第四部　マインドフルネスQ&A

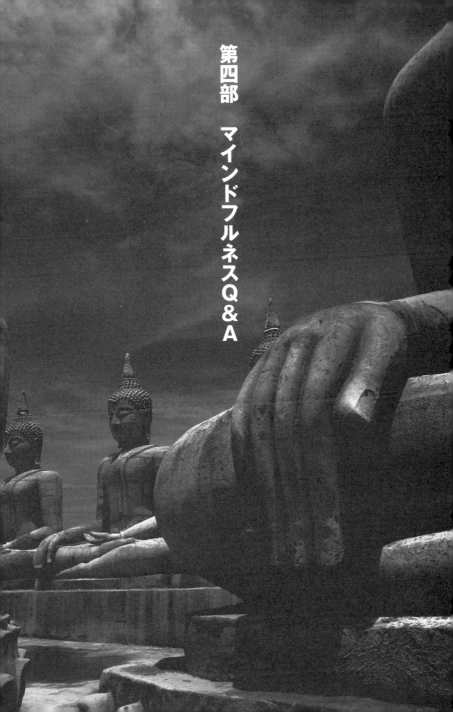

マインドフルネスの効果

【ネガティブ感情が癒されるのはなぜ？】

A…「感情」は「思考」の結果です。たとえば「失敗するかも！」とネガティブにかんがえれば不安になるし、「うまくいくだろう」とポジティブにかんがえれば「安心」できます。

【夜中にふと目をさましたら、明日提出する予定のレポートの内容が気になって心配になってきた】という状況をかんがえてみましょう。

今から起きてレポートを見直そうか、それとも睡眠不足で明日がきついからこのまま寝ようかと、自動操縦モードのままクヨクヨしているうちに、ふと自分がクヨクヨしていることに気付きました。マインドフルネスの瞬間です！

❶「今、ここ」で必要がない

そこで、気になっていた場所はすでに訂正済みだということに気付けば、感じている不安は「今、ここ」では不要であることがわかりますから、すぐに手放せます。『何とかなるだろう』とポジティブにかんがえてあとは安心して寝るだけです。「今、ここ」で必要のないネガティブ思考はすぐに手放せます。感情は思考の結果ですから、マインドフルネスによってすぐにネガティブ感情は癒されるでしょう。

❷「今、ここ」で対処が必要！

訂正箇所がまだある！　そうわかれば『何とかなるだろう』とポジティブにかんがえて放置するのではなく、すぐに起き出して訂正する必要があるでしょう。自動操縦モードでクヨクヨしているような無駄な時間を避けられます。

「今、ここ」で必要なことを思いつくこともマインドフルネスの効用です。前向き

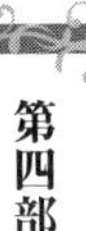

に行動することでネガティブ感情は緩和されます。

3 繰り返し襲ってくるネガティブ思考

もっとややこしい事情があることもかんがえられます。

たとえばレポートを提出する相手が苦手な人だとか、苦手な人の助言がほしいなど、すぐには解決できない問題を含んでいるときです。こんなときは振り払っても振り払ってもその心配はまたもどってきてしまうでしょう。

その人はたとえば意地悪な人で自分にだけ厳しくあたっているように思え、どうしても親密な関係を結べないと思い込んでいたとします。自分にだけ厳しいわけじゃない、いつも厳しいわけじゃない、今回は違うかも、とポジティブにかんがえてみたり、もしかしたら自分を鍛えようと親心で厳しくしているのかも、と相手の立場に立ってみたりしても気分は晴れません。今回も厳しく批判されるだろうとかんがえてしまい気がめいります。自動操縦モードでクヨクヨかんがえつづければ不安はどんどん増大します。何度レポートを見直しても安心できるものでもないでしょう。

マインドフルネスとは「今、ここ」の現実にリアルタイムかつ客観的に気付いていることです。自分が不安にとらわれていることを客観視することです。客観的な視点から不安を感じている自分を一歩引いて冷静に観たときに、「厳しい上司・親密にはなれない」などの凝り固まった自分の思考と距離を置くことができます。すると、ほっと一息つくことができます。感情は思考の結果ですから。

さらに「どうせまた突っ返されるだろう！」と過去の経験にとらわれて苦手意識を増幅させるのではなく、「今、ここ」の上司との関係だけをマインドフルに客観視したとき、あるがままの上司と自分の「今、ここ」の関係があるがまま観えてきます。

そのとき、「まてよ！　いつも厳しいわけではなく、そのままうけ取ってくれたことだってあったなあ、それに以前は楽しく一緒に飲みに行ったことだってあった、自分に期待して厳しくしているのかもなあ、自分もよそよそしくしていたから上司も身構えたのかも、明日は笑顔で話しかけてみようか……」などというかんがえがふとわいてきたりもします。

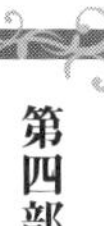
第四部

これは無理やりポジティブにかんがえてみたことと内容的には大差ないのですが、納得度、腑に落ち方が断然違います。

もちろんこんなふうに都合良くポジティブなかんがえがわいてこないかもしれません。しかし今後は「今回も拒絶される！」と凝り固まった思考のもと、最初から身構えるいつもの接し方とは違ったものになるでしょう。すると、上司の反応もいつもとは違ったものになり、ポジティブな現実が引き寄せられることでしょう。

幾度も繰り返しますが、マインドフルネスとは「今、ここ」の現実にリアルタイムかつ客観的に気付いていることです。つまり、あるがままの現実をあるがままうけ取ること。

それは過去のネガティブな体験をとおして得た予測、予断、執着を離れて現実を観ることです。マインドフルに現実を観るとき、ネガティブな体験の記憶をもとに発生するネガティブ思考は手放されます。そしてそのネガティブ思考から発生したネガティブ感情もまた徐々に癒されるのです。

【怒りがおさまりません！】

Q…自分が怒っているとわかっているのに怒りがおさまらないことがあります。「私は今、怒ってた」と気付いても怒りがおさまらないときはどうしたら良いですか？

A…まず最初に、マインドフルネスは怒りを手放すためのものではありません。あるがままの現実を理解することです。理解した結果、怒りを手放すという決意をすることもあれば、マインドフルネスの結果として勝手に怒りが静まることもあります。

そして、いったんマインドフルになったにもかかわらず、怒りがおさまらないのならば、それもまた**あるがままの現実**であり、怒りがおさまらないという現実自体もまた、**マインドフルに理解する対象**なのです。だから、この時点での気付きと理解は「マインドフルになったけど私は怒りがおさまらなかった」ということになり

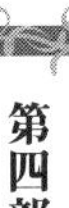

第四部

ます。

マインドフルネスでも怒りがおさまらないときは次の可能性をかんがえてみましょう。

1 怒りが1次感情ではないとき
2 怒りを手放したくないとき
3 正当な怒りだと思っているとき
4 怒りの快感にはまってしまうとき
5 自己嫌悪に進んでいるとき
6 客観視が不十分なとき
7 完ぺき主義

1 怒りが1次感情ではないとき

運転中に割り込まれてイライラした！　そこで「自分は今、イライラしていた」

と気付いてみたが怒りがおさまらない。という例でかんがえてみます。割り込まれた→怒り、のように反応が進む前に、別の**1次感情**が入っている可能性があります。

《例1》
割り込まれた
→危ない！**（恐怖＝1次感情）**
→危ないじゃないか！　どこ見てるんだ‼**（怒り＝2次感情）**

《例2》
割り込まれた
→私はいつも踏みつけにされるんだ……**（悲しみ＝1次感情）**
→もう許さないんだから！**（怒り＝2次感情）**

こんなときは怒りの前の段階の恐怖や悲しみに焦点をあててみるとうまくいくことがあります。私はやや大げさに（ときにコミカルに）「おお！　びっくりした！

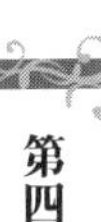
第四部

怖いじゃあないか‼」と言ってみることにしています。意外なほど怒りは立ち消えになります。なれてくると割り込まれた瞬間の恐怖の段階でマインドフルになり「おおこわっ！」と言って終わりにできます。

2 怒りを手放したくないとき

話をさえぎられて、言いたいことを最後まで言えずに怒りを感じた。という例でかんがえてみます。自己肯定感が強い人ならば「最後まで言わせてくださいね」と自己主張できるかもしれませんが、自己肯定感が弱かったり立場が弱かったりして、言いたいことが言えないと不満がたまっていきます。

たまった不満はあるとき、「怒り」という感情の力を借りて噴出します。「まって！最後まで言わせてちょうだい‼」このようなときには、たとえマインドフルになったとしても怒りを手放したくないかもしれません。自己を主張するためには怒りのエネルギーが必要だからです。

このような場合はマインドフルネスも大切ですが、自己肯定感を強化する取り組みもまた必要です。

3 正当な怒りだと思っている

インターネット上では他人への不満、怒り、批判を展開する人が多いですね。また、私の友人で、自分のことは我慢するけれど、自分以外の人がないがしろにされていると猛烈に抗議する人がいました。

自分のために怒ることが良くないという信念がある人は、世のため人のためになら怒ることができます。また、前項のように自己肯定感が弱い人も、自分のためだと怒れないけれど人のためなら怒れるという場合があります。それは崇高な正義だと思えるからです。マインドフルネスになったときに、どのレベルまで洞察が深まるか？「自分は怒っていた」と知るのか「自分のことではなく正義のことだから怒れたのだ」と気付くのかによっても怒りを手放せるかどうかが左右されそうです。

レストランやお店など自分が客として強い立場にいることができるときや、部下などを相手にしていて自分が優位な立場にいるときだけ、態度が大きくなったり言いたいことが言えるという人（パワハラ、モラハラ）はこのタイプの可能性があります。

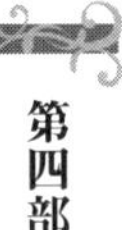
第四部

4 怒りの快感にはまってしまう

怒りは2次感情、1次感情は悲しみや恐れのことが多いのですが、悲しみや恐れを感じているとき、自分がちっぽけでつまらない存在に思えてしまいます。無力で現実の脅威を切りぬけることができないように感じます。

それに比べて怒りは強力です。

あなたが怒っていると、恐怖を感じて萎縮する人もいるでしょう。それはある意味、快感です。少なくとも、悲しみや恐れでへこんでいるよりも自分を強く大きく感じることができます。快感あるところに依存ありです。ただしその快感は一時的なものであり、現実の人間関係を破壊してしまうという副作用があります。だから怒りのあとは自己嫌悪に陥るのです。「もう二度と怒りをぶつけないようにしよう！」そう尊い決意をするのです。

怒りのもたらす快感にマインドフルであれば、やがて怒りを手放し、良好な人間関係を築くことができるようになるでしょう。

5 怒りから別の感情に進んでいる

もう二度と怒らないぞ！　と決意しても、気付いたらまた怒っていた！「ホント私ってダメね」と感じているときのリアルタイムの感情は怒りではなく自己嫌悪です。「怒り」と感情に名前をつけてラベリングしてもうまくいかないでしょう。

怒りがおさまらないことでがっかりしているなら、リアルタイムの感情は落胆やがっかりになります。それに気付くことです。

6 客観視が不十分なとき

怒り、イライラする、むかつくなどですべてを表現していると、心の中の微細なニュアンスを見落としてしまうことがあります。その結果、リアルタイムでの感情にきちんと感じることができなくなるのです。

それでも「怒り、怒り、怒り」、「私は怒っていた、私は怒っていた、私は怒っていた」と連呼していると自動操縦モードにもどってしまいます。そのときは別の気づきが必要です。

たとえば、「怒り」というラベリングで効果がないなら、もっと踏み込んでそのと

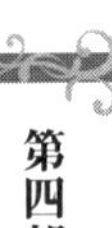

第四部

きに何を感じているか内面をさぐってみることも有効です。これは「嫉妬」だと気付いておさまるという人もいました。また、「許してやるものか！」と思っている自分に気付き、客観的な対象化が進むことがあります。

7 完ぺき主義

マインドフルネスならすべてのネガティブ感情が瞬時に立ち消えになるわけではありません。

怒りも何かの必然で出ているのだから、ときには消えないことだってあるでしょう。100あった怒りが完璧に0にならないかもしれません。しかし、マインドフルネスであれば、100から90とか80とかに減っているはずです。そのかすかな違いを感じてみてください。

マインドフルネスによって少しでもホッとできるのであれば、そのごの対応が大きく違ってくるでしょう。たとえば理不尽なことを言われて怒りが消えないとしても、マインドフルネスで少しでも冷静な視点に立てたなら、怒りをぶつけて人間関係を壊してしまうのではなく、上手に自己主張するといった選択肢を思い付くかもしれません。

【大丈夫と言い聞かせています】

Q…不安やイライラしたときには、深呼吸して自分に「だいじょうぶ、だいじょうぶ」と言い聞かせています。それはマインドフルネスですか?

A…マインドフルネスとは「今、ここ」の現実にリアルタイムかつ客観的に気付いていることです。イライラしたら、「自分はイライラしている(していた)」と認め客観視することです。すると、一歩引いた視点から少し冷静になって現実を観ることができるようになります。その結果、「今、ここ」で不要なイライラなどネガティブ思考を手放すことができるのです。

「だいじょうぶ、だいじょうぶ」と言い聞かせているとき、あるがままの自分=イライラしている自分を否定しています。それでうまくいくこともありますが、多く

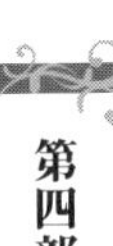

第四部

の場合、見ないようにして目をそらした現実は見えないところでたまっていき、いつか大爆発する危険性もあります。できればマインドフルに客観視して手放すことをお勧めします。

【肉体的な苦痛とマインドフルネス】

Q…痛いとき、寒いときなどにマインドフルネスはどのように効果がありますか？　痛みや寒さは消えますか？

A…痛いとき、寒いときに自動操縦モードで「痛い！」、「寒い！」と言えば言葉が心に影響して心理的なつらさが加わり、よけいにつらくなります。

マインドフルに「私は痛みにとらわれていた」、「私は寒いと感じている」と客観視すれば心理的に倍加されたつらさがそぎ落とされて、純粋に肉体的な「痛み」、「寒さ」にもどります。

痛みや寒さは消えません。それは肉体を維持するために必要なものなので消してしまっては大変です。病気が進行したり、寒さ対策を怠って風邪をひいたりします。

Q…感情を客観視するため、感情に名前をつけてラベリングすると良いと聞きました。しかし、暑いときに「暑い暑い」と言っても全然涼しくなりません。ほかの人が「暑い！」と言っているのを聞くと、よけい暑く感じて腹が立ってきます。

A…前の質問と関連しています。この場合、「暑い！」というのは感情の客観視ではなく、自動操縦モードで愚痴を言っていることになっているのでしょう。

マインドフルネスとは「今、ここ」の気付きです。

それは「暑さを感じること」ではなく、「**自分が暑いと感じていることを知っていること**」です。客観視のための言語化ならば「私は今、暑いと感じた」と言ってみましょう。そう言えるときは少なくとも暑いと感じている自分を客観視できています。すると、「暑いのがいやだ！」の「いやだ」にとらわれ過ぎず、ほっと一息つくことができます。すると、冷たい水を飲むとか、打ち水をするとか、そのときに必

第四部

要なことや有効なことを思いつく可能性が高くなります。

――呼吸瞑想Q&A――

【呼吸瞑想で息が苦しくなります】

A…かんがえられる原因は二つあります。

1 普段の呼吸をしていない
2 普段から苦しいのに気付いていない

1 呼吸法をしていないときの呼吸を観察してみてください。そして呼吸法をしているときの呼吸と比べてみてください。

呼吸を意識すると普段よりも小さめで穏やかな呼吸を作ってしまう人がいるようです。あるがままの普段の呼吸で呼吸法をためしてください。ちなみに私は普段、腹式呼吸をしているとばかり思っていました。しかし、意識していないと結構、大きめの胸式呼吸していることに気付きました。

2 呼吸器や気道に病気がある場合。たとえば睡眠時無呼吸症候群、太った人、気道が圧迫されている人、大酒のみ、愛煙家などの方は、普段から少し息苦しいけどそれに気付いていないのに、呼吸に注目することでいきなり気づいてしまったという可能性があります。それは身体的な問題なので医療機関でご相談ください。

どうしても呼吸法ができないときは呼吸法にこだわらず、日常生活の中でマインドフルネスに心がけるようにしてください。たとえば掃除や洗濯、仕事や食事などをしているときにマインドフルでありつづけてください。

【おなかの膨らみ、へこみを感じられません】

1 呼吸法をしているとき、「膨らんだ、へこんだ」と心の中で言うことに意識が集中すると、感じることを忘れてしまうことがあります。すると膨らんだ、へこんだ、などのラベリングが単なる号令になってしまいます。ラベリングするという思

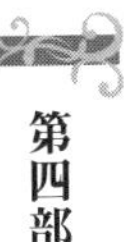
第四部

考を通じて自動操縦モードに入ってしまっている可能性があります。

2 おなかに限定せず、胸の動きを観るという方法もあります。ちなみに私はおなかよりも胸、胸よりも鼻をとおる空気の動きのほうがより感じやすいです。

3 感じる力が弱い人は最初は大きめの呼吸をして動きを感じてみましょう。

【瞑想の練習がつづきません】

呼吸瞑想は退屈でモチベーションがわかずエクササイズがつづかないのです。良い方法はないか？　そういう質問ですね。モチベーションがわかない原因はいろいろありますが、ここでは3つヒントを出しておきます。

1 可視化

A：意図的にマインドフルになる方法（呼吸法など）は、実行したらすぐに効果が出てくるわけではありません。だからモチベーションがわかないのです。効果がすぐに出ないけれどやればやっただけ確実に効果はたまっています。その効果が目に見えてこないからモチベーションが上がらないわけです。

日課表を作ってエクササイズの記録をつけてみてはいかがでしょう？　呼吸法をやったことを毎日日課表につけることで、エクササイズを実行したという結果が目に見えてきます。結果が見えるとやる気が出ます。カレンダーに◯印をつけるだけでも効果はあります。

2 習慣化

歯磨きや洗面が習慣になったように呼吸法も習慣になるまでつづけましょう。頑張って28日間やってください！　28日つづけばそれは習慣になります。

3 目的を明らかにする

マインドフルネスとは「今、ここ」の現実にリアルタイムかつ客観的に気付いていることです。とりわけ、外界の刺激によって生じる心の中のネガティブ思考やネ

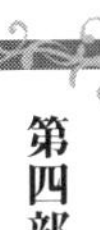

第四部

ガティブな感情にはいちはやく気付いて手放したいですね。

呼吸瞑想などの**A：意図的にマインドフルになるエクササイズ**は基礎練習です。それは野球やテニスの素振りのような役割を果たします。普段、素振りをしているから試合のときにヒットやスーパーショットがうてるのです。同じように呼吸瞑想などの**A：意図的にマインドフルになるエクササイズ**をしているから、いざというときに自分のネガティブ思考に気付くことができるのです。

【呼吸瞑想でむしろ雑念がふえます】

ちがいます。今まで気付けなかった雑念に気付けるようになったのです。

私たちはいつも何かかんがえています。つまり、思考の渦の中にいて思考があるのが当たり前です。そんな状態で新しく生じた思考に気付くのはむずかしいですね。闇夜の中でカラスを探すようなものです。もしも思考がない状態なら新しく思考が出てきたときにすぐに気付けます。だから、瞑想や呼吸法、そのほか、「今、ここ」に集中していったん思考を消し去りそこで新しく発生した思考に気付く！　そのトレーニングをすることで思考に気付きやすい状態を目指します。図の上よりも下のほうが中にある黒い四角に気付きやすいでしょう。

**上は日常生活で思考にまみれているとき
下が瞑想や呼吸法をしているときですね**

下の状態（呼吸瞑想）で四角に気付きやすくなったら、上の状態でも（日常生活でも）ネガティブ思考にリアルタイムで気付きやすくなります。

A：意図的にマインドフルになるエクササイズを推奨するわけはここにあります。呼吸瞑想で雑念がふえたと感じているならそれはエクササイズがうまくいっている証拠です。

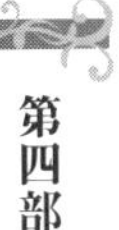

――身体の声を聴く――

【力のぬき方がわかりません】

❶リラックスのヒント

力のぬき方がわからないという人がいます。ガチガチに緊張していて全然力がぬけないのですね。そういうときはまず逆に力を入れます。肩をいからせ、ぐっと持ち上げてからストンと一気に力をぬきます。そのほうが「力をぬく」という感覚が味わえます。意図的に力を入れて、そしてそれからぬくわけです。それがリラックスのコツなのです。

そもそも力が入っていることに気付けないという人もいます。そういう人もまず力を入れてからぬくと、その落差で力がぬけたことを感じることができます。

❷完ぺき主義

リラックスと緊張を「全か無か思考」でとらえるとうまくいきません。

１００％のリラックスもなければ１００％の緊張もないのです。たとえば70の緊張が50になっただけでも相対的にリラックスに成功したとかんがえてみましょう。

マインドフルネスとは宗教ですか?

A…マインドフルネスは心の状態です。

マインドフルネスはお釈迦様が悟りを開かれた時の瞑想に起源があり、仏教の枠組みの中で伝えられてきました。それでマインドフルネス＝仏教というイメージが強いのです。座禅や瞑想はマインドフルネスという心の状態になるためにとても有効な方法です。その一方、マインドフルネスは心の状態であり、宗教とは無関係だとも言えます。日常生活の全てのことは、自動操縦モードでやってしまうこともあれば、マインドフルに行うこともできます。掃除を、洗濯を、仕事を、子育てを、食事を、そして呼吸法やヨガや瞑想をマインドフルに行えば、それがすなわちマインドフルネスを強化するエクササイズになります。つまりマインドフルネスを宗教を通じて学ぶこともできれば、宗教とは無関係に日常生活の中で学ぶこともできるのです。そのすべては実践者に委ねられています。

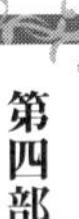
第四部

あとがき

「はじめに」でこのように書きました。

『もうクヨクヨしない、ネガティブにかんがえるのはやめた！』
しかし、ふと気付いたらまたクヨクヨしていた！
『怒りで人間関係をこわすのは終わりだ！』
しかし、ハッと我に返ったらまた怒鳴っていた！

何を隠そう、それは過去の自分自身の姿だったのです。

ネガティブ思考にとらわれてしまう自分が嫌でした。偽りのヨロイを脱ぎ捨てようと必死にもがき、自己催眠・自立訓練法・アファメーション・ヨガ・武道・おまじない・ときには怪しげな宗教などありとあらゆることを試してきました。しかし、結局はうまくいきませんでした。

なぜなら、あるがままの自分を否定していたからです。

ある日、あるがままの自分にマインドフルに気付き、理解し、受け入れたときにあらゆるネガティブ思考から自由になっている自分に気付きました。必死に脱ぎ捨てようとして捨てることができなかった偽りのヨロイ！　マインドフルに偽りのヨロイに気付いた瞬間に手放されていました。とはいえ、悟りを開いたわけではありません。いまでも嫌なことがあればカチンと来たりクヨクヨしたりもします。それがあるがままの自分です。今日もいくつかのカチンとクヨクヨに気付いて手放しました。

次は皆さんがマインドフルネスでカチンとクヨクヨを手放してください。

最後になりました。私に出版の機会を与えてくださり、そしてすばらしいタイトルをつけてくださったＣｌｏｖｅｒ出版の小田編集長に深く感謝いたします。

藤井　英雄

藤井 英雄（ふじい ひでお）

“マインドフルネスで幸せになる”“マインドフルネスで幸せな社会を創る”をミッションに掲げる「心のトリセツ研究所」代表

精神科医・医学博士
マインドフルネス実践家・日本キネシオロジー学院顧問

心理学・東洋医学の豊富な知識に加えて、40年の瞑想歴、20年以上のマインドフルネスの実践、そしてネガティブ思考を克服した自らの経験をもとにマインドフルネスの指導を開始し、ブログやフェイスブック、セミナー、出版を通じて積極的に情報発信をしている。

伝統的なマインドフルネス瞑想をもとに、日常生活のなかで手軽にマインドフルネスを習得できる画期的なプログラム「3秒でポジティブになる！ 心のトリセツ流・マインドフルネス入門」を開発する。そのほか、マインドフルネスとアサーション、傾聴を組み合わせたマインドフル・コミュニケーション入門講座を指導。

心のトリセツ研究所の最新の情報はこちらから。

マインドフルネスに関する著書
『マインドフルネス「人間関係」の教科書』（小社刊）
『1日10秒マインドフルネス』（大和書房）
『マインドフルネスと7つの言葉だけで自己肯定感が高い人になる本』（廣済堂出版）
『危機を乗り越えるマインドフルネス』（みらいパブリッシング）

参考文献

『1日10分で自分を浄化する方法　マインドフルネス瞑想入門』吉田昌生 著（WAVE出版）

『〈気づき〉の奇跡：暮らしのなかの瞑想入門』ティク・ナット・ハン 著　池田久代 訳（春秋社）

『サーチ・インサイド・ユアセルフ――仕事と人生を飛躍させるグーグルのマインドフルネス実践法』チャディー・メン・タン 著　ダニエル・ゴールマンほか 著（英治出版）

『マインドフルネスストレス低減法』ジョン・カバットジン 著　春木豊 訳（北大路書房）

装丁／冨澤 崇（EBranch）
編集・設計・制作／小田実紀
イラストレーション／門川洋子
校閲協力／新名哲明

本書のご注文、内容に関するお問い合わせは
Clover 出版あてにお願い申し上げます。

新版 マインドフルネスの教科書
この1冊ですべてがわかる!

初版1刷発行 ● 2023年5月23日

著者
藤井（ふじい） 英雄（ひでお）

発行者
小田 実紀

発行所
株式会社Clover出版
〒101-0051 東京都千代田区神田神保町3丁目27番地8　三輪ビル5階
Tel.03(6910)0605　Fax.03(6910)0606　http://cloverpub.jp

印刷所
日経印刷株式会社

ISBN978-4-86734-149-0　C0011